基于机器学习的
远程医疗服务质量研究

赵 杰 路 薇 侯红利 翟运开 编著

科学出版社

北京

内 容 简 介

本书共 10 章,较为全面地分析了大数据时代远程医疗服务质量测评的关键问题,其中第 1 章概述了远程医疗服务质量测评的研究背景、研究意义、国内外研究现状等;第 2 章介绍了远程医疗的相关概念界定和主要技术等基础理论;第 3 章基于管理学视角对远程医疗的服务价值进行了分析;第 4 章对我国远程医疗服务发展现状进行了调查分析;第 5 章构建了远程医疗服务质量评价框架;第 6 章基于流程视角分析了远程医疗服务特征;第 7 章基于上述分析和文献研究构建了远程会诊服务质量多维测评指标体系;第 8 章对相关数据进行了预处理;第 9 章对远程会诊服务质量进行优化建模与仿真分析,并提出有针对性的提升策略;第 10 章对主要研究成果及不足进行了总结。

本书可供远程医疗发展规划制定者、项目实施者、运行管理人员及远程医疗服务质量研究者参考。

图书在版编目(CIP)数据

基于机器学习的远程医疗服务质量研究 / 赵杰等编著. —北京:科学出版社,2021.8
　ISBN 978-7-03-067869-0

　Ⅰ. ①基⋯　Ⅱ. ①赵⋯　Ⅲ. ①远程医学-医疗卫生服务-服务质量-研究　Ⅳ. ①R-058

中国版本图书馆 CIP 数据核字(2020)第 268966 号

责任编辑:马晓伟 许红霞 / 责任校对:杨　赛
责任印制:李　彤 / 封面设计:吴朝洪

科学出版社出版
北京东黄城根北街 16 号
邮政编码:100717
http://www.sciencep.com
北京厚诚则铭印刷科技有限公司 印刷
科学出版社发行　各地新华书店经销
*
2021 年 8 月第 一 版　开本:720×1000　1/16
2022 年 6 月第二次印刷　印张:11 1/2　插页:2
字数:228 000
定价:78.00 元
(如有印装质量问题,我社负责调换)

前　　言

　　近年来，随着"互联网+"行动计划的实施、分级诊疗体系的建设及互联网技术的快速发展，我国的互联网和医疗卫生领域进行了深度融合，以远程会诊为代表的远程医疗服务已经成为优化资源配置，促进分级诊疗，解决人民群众看病难、看病贵问题，缓解我国医疗资源总量不足、分配不均等问题，实现优质资源共享与下沉的有效手段。此外，远程医疗在新型冠状病毒肺炎疫情期间也显示出其重要作用，在应对突发公共卫生事件、疫情防控等方面的作用也逐渐凸显。远程医疗的快速发展势必会带来对运行管理、质量控制的需求。然而，我国远程医疗起步较晚，体系还不完善，缺乏质量控制体系，尚未形成远程医疗服务质量评价体系。近10年来，远程医疗的使用率呈指数增长，产生了大量患者健康状况信息，明显增加了可用于面向患者决策的数字信息，使数据驱动的远程医疗服务质量测量、评价和监控成为可能。在大数据时代下，数据的性质和处理方式都发生了质的变化，这将导致数据管理方式的变革。因此，在大数据时代下，充分利用远程医疗数字资源，借助大数据分析技术处理和分析远程医疗业务，形成大数据时代下的远程医疗服务质量评价和控制是政府、医院、远程医疗机构和研究人员广泛关注的问题。

　　为了厘清远程医疗服务管理关键问题的相关概念范畴，了解远程医疗价值、管理运行现状及存在的问题，探讨远程医疗服务特性，以便更好地开展对远程医疗服务质量的测评和分析，笔者课题组组织专家，结合当前远程医疗发展现状，对远程医疗服务质量测评关键问题进行了深入剖析。本书较为全面地分析了大数据时代远程医疗服务质量测评的关键问题，可为我国远程医疗发展规划制定者、项目实施者、运行管理人员及远程医疗服务质量研究者提供参考。

　　本书共10章。其中第1章概述了远程医疗服务质量测评的研究背景、研究意义、国内外研究现状等；第2章介绍了远程医疗的相关概念界定和主要技术等基础理论；第3章基于管理学视角对远程医疗的服务价值进行了分析；第4章对我国远程医疗服务发展现状进行了调查分析；第 5 章构建了远程医疗服务质量评价框架；第 6 章基于流程视角分析了远程医疗服务特征；第 7 章基于上述分析和文献研究构建了远程会诊服务质量多维测评指标体系；第 8 章对相关数据进行了预处理；第 9 章对远程会诊服务质量进行优化建模与仿真分析，并提出了有针对性的提升策略；第 10 章对主要研究成果及不足进行了总结。

在本书即将付梓之际，感谢中国卫生信息与健康医疗大数据学会远程医疗信息化专业委员会及各合作医院对书中调查的支持与配合；感谢郑州大学管理工程学院、郑州大学第一附属医院领导们对本书的大力支持；感谢国家远程医疗中心、互联网医疗系统与应用国家工程实验室、郑州大学第一附属医院崔芳芳、孙东旭、高景宏、蒋帅等及郑州大学管理工程学院高亚丛、张倩、王鑫璞、张然、李思琪、李想等对本书的付出；感谢领域内的其他专家为本课题的研究所提出的宝贵意见。本书在国家自然科学基金（71673254）、河南省高校科技创新团队支持计划（20IRTSTHN028）、国家重点研发计划（2017YFC0909900）、国家超级计算郑州中心创新生态系统建设科技专项（项目编号：201400210400）等课题的资助下完成，在此致以由衷的感谢！

远程医疗涉及医学、管理学、计算机科学与技术等多个学科，基于机器学习的远程医疗服务质量评价领域仍有待拓展和深入。由于编者水平有限，书中难免存在不妥或错误之处，恳请广大读者批评指正！

编　者

2021 年 1 月

目　　录

1

远程医疗相关研究问题的提出

　　健康是促进人的全面发展的必然要求，是经济社会发展的基础条件，是民族昌盛和国家富强的重要标志，是人类追求的永恒主题，也是广大人民群众的共同需求。"没有全民健康，就没有全面小康"，温饱问题解决后，广大人民群众对健康的需求成为第一需求，且随着人们生活水平的提高和生活方式的转变，人民群众对医疗服务的个性化需求逐渐增加，越来越追求高质量的医疗服务。作为典型的"互联网+医疗"服务，远程医疗可促进优质医疗资源下沉，在优化医疗资源配置、提高医疗服务质量和效率、缓解我国医疗资源不平衡不充分的矛盾等方面具有重要作用。远程医疗在应对和处理突发公共事件中也具有重要价值和意义，由于传染病防控"属地管理和属地诊疗"的诊治方针，远程医疗作为实现跨院协同救治、促进优质医疗资源下沉的有利条件得到充分应用，在提高医院防控效率和效果、增强基层治理能力及保障人民群众生命安全方面发挥着重要作用。此外，5G技术的出现为远程医疗的发展插上了翅膀，助推远程医疗迈上新台阶，远程医疗的迅速发展势必带来对其服务质量的需求，远程医疗提供商在提供服务时面临维持服务质量和用户满意度的管理挑战。

1.1 研 究 背 景

1.1.1 医疗资源配置不合理，"看病难、看病贵"问题突出

新中国成立以来，特别是改革开放以来，我国健康领域改革发展成果显著，人民健康水平不断提高。同时，我国也面临着工业化、城镇化、人口老龄化及生态环境、生活方式不断变化带来的挑战，医疗卫生事业发展水平与人民群众健康需求及经济社会协调发展要求不适应的矛盾还比较突出。当前，群众反映最强烈、要求最迫切的突出问题，仍然是"看病难、看病贵"问题，造成这一问题的首要原因是医疗资源结构性失衡，优质医疗资源大多集中在大城市、大医院。表 1-1 通过不同地区的卫生技术人员数量反映了医疗卫生资源的分布状况。

表 1-1 2015～2018 年城乡卫生技术人员数量及分布

	2015 年	2016 年	2017 年	2018 年
卫生技术人员	8 007 537	8 454 403	8 988 230	9 529 179
城市	4 220 110	4 527 708	4 871 918	5 190 988
农村	3 777 427	3 916 695	4 106 312	4 328 191
执业（助理）医师	3 039 135	3 191 005	3 390 034	3 607 156
城市	1 537 630	1 647 676	1 778 114	1 907 404
农村	1 501 505	1 543 329	1 611 920	1 699 752
注册护士	3 241 469	3 507 166	3 804 021	4 098 630
城市	1 892 835	2 063 019	2 244 366	2 417 653
农村	1 348 634	1 444 147	1 559 655	1 680 977
药师（士）	423 294	439 246	452 968	467 685
城市	216 468	228 161	238 210	246 709
农村	206 826	211 085	214 758	220 976
技师（士）	428 929	453 185	481 077	505 870
城市	226 355	241 749	258 520	271 105
农村	202 574	211 436	222 557	234 765

续表

	2015 年	2016 年	2017 年	2018 年
每千人口卫生技术人员数	5.84	6.12	6.47	6.83
城市	10.21	10.42	10.87	10.91
农村	3.90	4.08	4.28	4.63
每千人口执业（助理）医师数	2.22	2.31	2.44	2.59
城市	3.72	3.79	3.97	4.01
农村	1.55	1.61	1.68	1.82
每千人口注册护士数	2.37	2.54	2.74	2.94
城市	4.58	4.75	5.01	5.08
农村	1.39	1.50	1.62	1.80

数据来源：《中国卫生和计划生育统计年鉴 2016》、《中国卫生和计划生育统计年鉴 2017》、《中国卫生健康统计年鉴 2018》和《中国卫生健康统计年鉴 2019》。

我国长期以来存在着医疗卫生资源总量不足、质量不高、结构不合理、分配不均等问题，造成人们"看病难、看病贵"，医患关系日益紧张。随着人民群众对医疗服务需求的不断增长，我国卫生资源总量显得相对不足，质量有待进一步提高。同时，我国地域辽阔，人口数量庞大，城乡和区域医疗卫生事业发展不平衡，医疗资源配置不合理现象突出，医疗资源，尤其是优质的医疗资源过多集中在大城市、大医院。据统计，我国 80% 的居民生活在县级及以下地区，在这些地区，特别是偏远地区，医疗资源质量低下、服务能力不足，使人们的医疗需求得不到满足，就医困难。由表 1-1 可以看出，我国城市的各类医疗技术人员数量均高于农村地区，城市每千人口卫生技术人员和每千人口执业（助理）医师数量是农村地区的 2～3 倍，城市每千人口注册护士数量是农村地区的 2～4 倍。很多贫困、偏远地区的医疗资源严重短缺，缺少优质的医疗资源，患者难以获得及时、有效的医疗服务而外流至高水平地区的大医院，使基层医疗水平和条件越来越落后，医护人员越来越少，大城市、大医院的患者越来越多，医护人员也越来越多，造成医疗资源的不合理配置和浪费，很大程度上阻碍了医疗卫生事业的发展。而远程医疗，尤其是远程会诊的出现有效地缓解了人们"看病难、看病贵"问题。作为一种新兴的医疗手段，远程医疗打破了传统的就医方式，有效地克服了优质医疗资源与患者之间的时间和距离限制，实现了异地就医，使人们在当地医院就可以享受到大医院的优质医疗资源，极大地帮助了医疗资源匮乏的地区，促进了优质资源下沉，优化了资源配置，提升了医疗卫生体系整体效率。

1.1.2　远程医疗成为破解当前医疗卫生领域突出问题的重要举措

医疗信息化建设对提高工作效率，做好质量监管发挥了很好的作用。医疗信息化在整合区域内有限卫生资源，提高医疗服务水平，降低医疗费用，完善医疗保障体系，规范药品流通和监督等方面具有重要意义。医疗信息化建设在社区范围内取得了一定的成果，为医疗卫生服务存在问题的顺利解决带来了希望。医疗信息化得以深入发展并演化成今天的"互联网+医疗卫生"，云计算是其重要技术支撑，为区域内的协同医疗提供软硬件资源等云服务，可充分利用不同地区的医疗优势，促进区域内协作。远程医疗等新型服务模式可以充分利用云计算的各种优势，如医疗信息共享、远程信息获取、海量数据处理等，深入挖掘各地医疗数据，对全部远程医疗请求统一管理，更加合理地利用医疗资源。

以互联网技术、通信技术、云计算等外围技术为支撑的远程医疗服务作为医院信息化建设的重要组成部分，在我国医疗资源分布严重不均的现实国情下，对于解决我国医疗卫生行业目前存在的多种问题具有现实意义。小医院可以通过远程医疗来提高诊疗能力；大医院能通过远程医疗更好地发挥医院和专家的水平优势来服务于广大患者；医疗卫生主管部门则希望通过医院信息化建设，用远程医疗的手段来改变诊断能力分布不均的现状，推动分级诊疗的实行和实践。

远程医疗在医疗领域的应用改变了患者必须亲自去医院看病的单一传统模式，使患者足不出户就能享受高水平医疗服务成为可能。远程医疗突破地域、时间的限制，实现医疗资源共享，将城市优质医疗资源和先进医疗技术向基层医疗机构延伸，为远地医生提供诊断与治疗指导；可帮助异地医生得出正确的诊断，减少了疑难、危重患者的不必要检查、治疗和奔波，并为及时、有效地抢救与治疗患者赢得了时间；也使更多乡镇、农村、偏远贫困地区能经济、高效地通过技术平台共享优势地区的医学教育资源、专家资源、技术设备资源和医药科技成果资源，提高优质医疗资源的可及性。

因此，远程医疗系统的构建与集成应用是以科技促发展、惠民生的有效措施，是当今社会科技进步的结果，也是顺应我国的国情及我国乃至全世界对于医疗卫生需求的产物，更是化解我国医疗资源分布不均衡的有效战略途径。

1.1.3 "健康中国战略"对医疗服务质量提出了更高要求

提高医疗质量和保障医疗安全是医疗卫生的永恒追求，是医院管理的核心内容。党的十九大明确提出"实施健康中国战略"，把健康中国建设上升为国家战略，把健康置于优先发展的位置，明确要求全面建立中国特色基本医疗卫生制度、医疗保障制度和优质高效的医疗卫生服务体系。这是对医疗卫生工作最准确和最直接的指引，同时也对医疗卫生机构提出了更高要求。现阶段，医院如何在满足广大人民群众基本医疗需求的前提下，不断改进医疗服务质量是能否落实"健康中国战略"的关键。当然，远程医疗是我国医疗卫生服务体系的重要内容，远程医疗服务质量的改进、提升也是医院工作的重中之重。

另外，随着市场竞争的日益激烈，质量对于保证公司/机构（无论是服务性质还是生产性质）的成功至关重要，尤其是医疗行业，对服务质量更加敏感。在医药卫生体制改革背景下，医疗质量管理和控制体系作为现代医院管理的重要"抓手"，越来越受到政府和卫生管理界的重视，而远程医疗，主要是远程会诊，作为新兴的医疗手段，其管理体系也备受重视。但是，我国远程医疗起步较晚，缺乏对远程医疗质量的控制体系，尚未形成远程医疗质量评价体系。因此，如何识别影响远程医疗服务质量的关键因素、如何科学评价和提升远程医疗服务质量是远程医疗研究人员最为关注的问题。

1.1.4 远程医疗服务质量关键指标缺乏，全国未形成统一标准

远程医疗服务内容多、涉及面广，远程医疗信息系统（包括网络、业务软件、硬件设备等）建设水平，决定了远程医疗服务的质量和水平；另外，会诊质量受远程医疗会诊专家和系统操作人员水平等方面的限制，增加了远程医疗服务易出错的环节和质量评价的难度。由于目前国内远程医疗发展处于探索应用阶段，尚未形成远程医疗服务质量关键指标体系，而远程医疗服务质量的优劣直接决定了远程医疗服务能否健康有序发展，因此识别远程医疗服务质量评价核心指标是一个重要而又亟待解决的问题。研究者前期对河南省各级远程医学中心主管院长进行质性访谈，组织了河南省远程医学中心各级分中心远程医疗服务质量的专题研

究，结合各远程医学分中心远程医疗服务开展情况，遴选 6 位市级远程医学分中心主管院长、12 位县级远程医学分中心主管院长，并对这 18 位远程医学分中心的主管院长进行访谈。专家年龄为 44~55 岁，平均年龄为（47.25±5.21）岁，从事远程医疗服务管理年限为（6.23±2.98）年，主任医师占 66.67%，副主任医师占 33.33%。通过半结构式访谈，采用 Colaizzi 现象学资料 7 步分析法，对获得的资料进行分析、整理，结果如表 1-2 所示。

表 1-2 访谈结果

主题 1：尚未形成全国远程医疗服务质量指标的统一标准
由于我国远程医疗起步较晚，目前主要集中于远程医疗的系统建设，尚未对远程医疗服务的质量评价与控制进行深入探讨，未形成远程医疗服务质量评价的指标体系
主题 2：远程医疗服务质量评价为"质量标准"的制度范式，有必要科学遴选关键指标
部分远程医疗服务机构以国际互联网工程任务组（IETF）标准和国际电信联盟电信标准化部门（ITU-T）标准、美国医疗机构评审国际联合委员会（JCI）评审标准、《医院指标评审标准》和《医院管理评价指南》为引导，制定了相应的远程医疗服务质量控制核心制度，但在远程医疗服务工作各环节的落实并不理想，亟待通过科学的方法遴选具有远程医疗服务特异性、有效性和可量化的关键指标体系
主题 3：远程医疗服务质量管理专家遴选的"远程医疗服务质量关键指标"
≥50%的指标包括邀请方医生的资质（83.33%）、疾病诊断符合率（77.78%）、治愈率（72.22%）、患者满意度（72.22%）、患者病历资料完整性（66.67%）、患者影像资料清晰度（66.67%）、远程医疗服务人员对制度的落实情况（61.11%）、远程视讯终端（50%）、网络环境（50%）、受邀方医生的临床素养（50%）、患者隐私性的保护（50%）
专家建议：
远程医疗服务质量评价指标体系的构建应结合远程医疗服务的特性，遴选有特异性、代表性的核心指标，并确保指标的可量化；注重患者获得的实际治疗效果，结合远程医疗服务的流程，加强关键环节点权重；应以国家相关政策为导向，以基于患者价值的远程医疗服务体系为目标，着眼于远程医疗服务的实质和内涵，构建远程医疗服务质量评价指标体系和模型

1.1.5 数字经济时代下数据管理方式的变革

数字经济时代下，互联网、物联网、可穿戴设备、移动智能终端日益普及，用户产生的各类数据呈爆炸式增长，世界已进入"互联网+大数据"时代，现代企业的管理和发展面临新的机遇和挑战。一是更多的数据被收集，如各类数据在店铺层面、顾客层面和供应链层面被收集；二是数据更加复杂；三是很多决策过程甚至不需要人类的参与而是自动进行的；四是对实时决策的需求突出，其中最核心的问题是如何利用数据做更好的管理决策。数据已渗透到各个行业，成为一种重要的生产要素，而医疗健康已经成为大数据分析的重要领域。机器学习时代的到来使数据的性质和处理方式发生了质的改变，这将导致数据管理方式的变革。

数据的价值在于其能反映市场变化的信息，所以企业不能仅仅停留于数据的收集、简单了解阶段，而需借助数据分析技术，从数据中挖掘自己所需的资源，为企业发展与战略部署服务，制定适合的管理决策，只有这样企业才能在高速发展的市场环境中保有竞争优势。一个现代企业想要在激烈的市场竞争中生存、发展和壮大，就必须转变传统观念，树立数据分析意识，密切关注企业内部数据和市场信息，更要重视数据分析的应用。目前，医疗数据的形式日渐多样化，除了手工记录的以纸质方式保存的就诊信息，还有无纸化的电子数据，电子数据保存了就诊过程中的客观数据，有效地克服了纸质资料不易保存、占地大的缺点，且保存的客观数据极大地弥补了质量评价主观性过强的不足。因此，结合医疗服务所面临的新环境，考虑大数据和机器学习对远程医疗服务的影响，在当前环境下分析和评价远程医疗服务质量尤为重要。

由于目前我国远程医疗的发展处于探索和应用阶段，还没有形成对远程医疗服务质量的评价指标体系和评价模型，而服务质量直接决定了远程医疗的健康有序发展，因此在机器学习环境下识别影响远程医疗服务质量的关键因素、建立远程医疗服务质量评价指标体系及评价模型是一个亟待解决的重要问题。

1.2　研究意义

远程医疗集远程通信技术、信息化技术和医疗保健技术等先进科学技术精华于一体，形成了医疗、教育、科研、信息一体化的网络体系，实现了远程视音频的传输和临床信息采集、存储、查询、比较、显示及共享，是化解当前我国医疗资源分布不均衡的有效战略途径。目前，由于"虹吸效应"，大城市吸引了优质医疗资源，拥有较高的医疗服务水平，而广大的边远地区、山区、农村、落后地区却存在突出的医疗资源短缺现象，人民群众的医疗需求一直未得到有效满足，这就造成了我国大城市医疗资源相对过剩、基层地区医疗资源短缺不能满足基层群众需求的矛盾，导致了基层群众"看病难、看病贵"问题。远程医疗服务打破传统就医模式，使患者能够在所在地享受到大城市的优质医疗资源，避免了不必要的奔波，有效地改善了医疗资源分布不均、人民群众"看病难"问题，合理分流患者，减轻了大城市患者拥挤程度，提高了人民群众优质医疗资源的可及性，真正惠及广大人民群众。

本书中的研究对远程医疗运行管理基础、发展概况、价值和属性进行了分析，并在机器学习环境下，围绕"提供优质远程医疗服务"和"持续远程医疗质量改进"理念对远程医疗服务质量的影响因素和提升策略进行了研究，无论是在理论层面还是在现实层面都有一定的指导意义。

1.2.1 远程医疗是缓解"看病难、看病贵"问题的重要途径

就我国医疗卫生事业的整体发展状况而言，人民群众生活水平不断提高，对医疗卫生服务的需求也越来越高，而经验丰富、技术水平高的医学专家是有限的，而且大多集中在大城市、大型医院，他们不可能经常离开工作岗位到各地去满足县、农村、偏远地区人们对医疗服务的更高需求，这就形成了基层群众日益增长的医疗服务需求与较低的医疗服务水平之间的矛盾，大医院人满为患，专家号一号难求，逐渐演变成"看病难、看病贵"问题。远程医疗服务的开展满足了异地、边远地区广大患者，尤其是无法及时转移到外地的急诊危重患者的医疗服务需求，实现了"异地就医"并使大城市、大医院优质医疗资源下沉，对于提高基层医疗服务水平具有重要的现实意义。

基层医疗卫生人员和医疗机构技术水平低是造成群众"看病难"的原因之一。近年来，基层医疗机构虽然在快速发展，但是基层医疗卫生人员与大城市医疗卫生人员的技能水平之间的差距并没有缩小，反而呈现出日渐拉大的局面，严重影响着医疗卫生事业的整体发展。医疗卫生人员的学历构成可在一定程度上反映医疗卫生人员和医疗机构的技术水平。《中国卫生健康统计年鉴 2019》数据显示，相比于全国医院平均水平，社区卫生服务中心、乡镇卫生院的卫生人员的学历构成中，本科及以上学历占比较小，中专及以下学历占比较大（表 1-3）。不同级别医疗机构卫生人员学历构成悬殊，其中本科及以上学历人员构成比例由省级到乡村逐级递减，中专及以下学历人员构成比例随医疗机构级别的降低逐级升高，这严重影响了基层医疗服务能力的提升。

表 1-3　2018 年不同级别医疗机构卫生人员学历构成（%）

医疗机构	研究生	大学本科	大专	中专	中专水平	高中及以下
所有医院	5.6	30.6	39.3	23.1	—	1.5
社区卫生服务中心	1.5	32.3	41.0	23.1	—	2.2
乡镇卫生院	0.1	14.9	43.0	38.7	—	3.3

数据来源：《中国卫生健康统计年鉴 2019》。

建设面向群众需求的远程医疗服务系统对于开展远程医疗教育、进行远程手术直播培训、推动农村基层医疗机构技术培训等具有重要的作用，可改变传统的医护人员继续教育方式，使医护人员不用离开工作岗位就能接受基于临床案例的高质量的培训，使潜移默化的自主学习成为现实，从根本上提高基层医护人员获得优质继续教育的机会，这不仅是提高在职医护人员素质和技术水平的有效途径之一，也是建立终身教育体制的重要途径，更是提高基层医疗机构和人员技术水平的有效途径。远程医疗技术的广泛应用可使群众获益，使医生获益，使各级医院获益，使医疗卫生事业的发展获益。

1.2.2　服务质量的测评助推远程医疗的可持续发展

质量的难以描述和不确定性给消费者造成了较大损失，其具体化和测量也是研究者面对的一个巨大难题。服务是用来出售或者同产品连在一起出售的一组活动、利益或满足感，由于其本身具有无形性、异质性、生产与消费不可分割性，服务的质量评价相对于有形产品更为困难。在过去 30 多年时间里，服务质量一直是服务营销领域研究的热门话题之一，自芬兰学者 Gronroos 首先提出感知服务质量概念以来，学者们纷纷开展对服务质量的研究，进入 21 世纪以来，服务质量的提升逐渐成为组织的核心竞争力。

服务质量对于保证企业/组织的成功及在市场上获得竞争优势十分重要，服务质量会对顾客的购买意愿、顾客保留、顾客转换和企业的利润均产生显著的影响，因此提高服务质量被认为是在激烈竞争环境中获得生存和发展的基本策略。远程医疗质量是科技惠民利民的直接体现，远程医疗质量管理对远程医疗工作人员行为和远程医疗服务效果具有重要的导向与促进作用。通过对患者感知数据的调查或对实际业务数据的挖掘来测评远程医疗的服务质量，能够切实从患者或服务需求方的角度评估服务质量的呈现结果，关注专家、基层医生、远程医疗中心工作人员及患者的满意度和忠诚度，识别当前服务的不足之处，从而发现问题、解决问题以促进远程医疗服务的改善和服务质量的提升，进而提高患者满意度和忠诚度，助推远程医疗服务的长期科学可持续发展。

1.2.3 服务质量的研究有助于远程医疗质量的科学化管理

远程医疗是信息技术在国民医疗与健康体系的有效应用，在全球范围内已经得到了非常广泛的发展，远程医疗在缓解各个国家和地区的医疗资源匮乏、提高国民健康水平方面均发挥了巨大的正向作用。目前，有关远程医疗服务的研究主要集中在远程医疗平台系统建设、服务运营模式探索、政策标准体系构建等方面，尚未见有关远程医疗服务质量评价体系的研究。本书中的研究总结归纳了国内外相似服务质量的相关文献，结合远程医疗自身特性，剖析远程医疗服务质量的影响因素，构建了远程医疗服务质量测评体系。同时，研究将调研数据与实际业务数据相结合对远程医疗服务质量进行测评，在一定程度上消除了服务质量测评的强主观性，使远程医疗服务质量的测评更加科学、客观。

大数据是继物联网、云计算后又一项影响广泛的技术，为科学研究带来了深刻影响。大数据时代，数据的性质发生了质的改变，从简单的处理对象转变为一种基础性资源，这种变化必然导致数据管理方式的变革。在大数据情境中对远程医疗服务质量进行测评和研究，是科学化、信息化管理的必然发展趋势，也可为远程医疗的可持续发展提供支撑。本书中的研究借助机器学习算法构建了远程医疗服务质量优化模型，提出了远程医疗服务质量改进方向，能够有效指引远程医疗服务质量提升，有助于远程医疗行业对自身服务质量进行实时监控和预控、及时干预和改进，以提高远程医疗建设和质量管理的科学化程度，为远程医疗的理论体系建设和质量准确定向提供理论指导及有益启迪。

1.3 国内外研究现状

1.3.1 服务质量评价现状

服务质量最初是基于不确定范式发展的，表明服务质量可以通过用户感知的服务绩效与期望之间的差值来衡量。Gronroos 于 1984 年提出将服务质量划分为技术质量和功能质量，技术质量代表服务的结果，即顾客从服务中获得的内容质量，功能质量代表客户如何接受服务。之后，Parasuraman 等通过对消费者进行深入访谈，将服务质量划分为 10 个维度，并通过对这 10 个维度的研究和改进，最终提出了 SERVQUAL 质量评价指标体系，将服务质量分为 5 个维度：有形、可靠、响应、保证和移情性。在此基础上，学者们进行了进一步的研究和创新，提出了 SERVPERF 评价体系。后来，有学者提出服务质量具有分层因子结构，开发了多维层次模型，将服务质量测评划分为 3 个层次，即总体水平、维度水平和子维度水平。Brady 和 Cronin 还在前人的基础上开发了一个多维-多层次的服务质量模型，将服务质量分为 3 个维度：交互质量、物理环境质量和结果质量，每个维度有 3 个子维度：交互质量的态度、行为和专业知识；物理环境质量的环境条件、环境质量设计和社会因素；结果质量的等待时间、有形性和效价，他们的划分方法在移动服务质量评价方面得到了延续。

（1）移动服务质量评价

信息技术的渗透、移动设备价格的下降和功能的改进，为移动服务的发展提供了良好的基础，服务质量在移动信息终端环境中同样重要。移动服务作为传统服务的扩展，既有传统服务的共性，又有移动服务的特性，如移动性、社交条件等。由于现有的服务质量标准不考虑这些特征，因此需要在移动环境下开发服务质量标准，所以学者们针对移动服务质量的测评体系构建研究都是在传统服务模型的基础上进行的。

在移动服务质量影响因素选择上，Lu 等借鉴 Brady 和 Cronin 的思想，提出了移动服务质量的多维层次模型，将移动服务质量划分为交互、环境和结果质量。Tan 和 Chou 考虑了移动服务质量的 7 个维度：感知有用性、内容、多样性、感知易用性、反馈、实验和个性化。Al-Hubaishi 等将移动政府的评价指标分为交互质量、环境质量、信息质量、系统质量、网络质量和结果质量。郑德俊等结合移动图书馆的特性和内涵，将移动图书馆的服务质量划分为 3 个维度，即功能满足质量（用户需求是否满足）、技术系统质量（用户感知的技术平台系统功能）和用户关怀质量（用户在接受服务时是否愉悦）。赵杨将 LIBQUAL 模型与 Brady 和 Cronin 的多维-多层次模型进行了有效结合，提出了数字图书馆服务质量评价的 4 个主维度：服务环境、互动、信息控制和服务效果。邵春福等将 SERVQUAL 模型引入网约车服务评价中，结合网约车的服务过程，选择 5 个维度来评估网约车的服务质量，分别为安全效度、费用效度、时间效度、可靠效度和移情效度。张敏等从患者自身特征、医护人员特征和医疗 APP 系统质量出发，研究了患者对问诊类的医疗 APP 使用意愿的影响因素。

在移动服务质量评价方法上，Lu 等通过对选定客户发送自填问卷的形式，采用主成分分析法和结构方程模型对移动与联通的服务质量进行了有效评价。Hsu 等指出在电子服务质量的研究中忽略了评估标准和子标准的相互依赖性，所以提出了一种混合分析网络过程和模糊偏好的方法来评估电子服务质量。Tsai 等在服务质量差距模型的基础上引入模糊算法和 Choquet 积分，对评价语言的不确定性进行分析，并通过 SERVQUAL 量表收集数据来评价移动服务质量。王博雅等在考虑指标之间交互性的前提下，采用满意度问卷调研的方式收集数据，并使用网络分析法和模糊综合评价来分层次评估掌阅与 QQ 阅读的服务质量。吴玉萍考虑了指标与评价结果之间的线性关系，将支持向量机引入对高校移动图书馆服务质量的评价中，并证实了其可行性。王伟军等将群决策理论中的模糊语言评价引入移动电子商务服务质量的测评中来消除评价者的不确定性，该方法的科学性和合理性也得到了验证。

在移动服务质量的数据收集和处理上，国内外学者大多数根据研究问题的实际情况，采用调查问卷的形式对用户的满意度进行调查，并将调研数据运用于相关的模型和方法中。

移动服务是在传统服务的基础上借助于信息平台和移动通信技术等提供的服务，其既有传统服务的共性，也有移动服务的特性，而远程医疗是通过移动通信技术和设备为患者提供非"面对面"的医疗服务，同样借助了移动通信技术提供传统医疗服务，移动服务和远程医疗服务有其相似性。因此，本书中研究通过对移动服务质量评价的研究，为远程医疗服务质量评价提供重要思路和启发。

（2）医疗服务质量评价

医疗服务质量是对医疗机构各方面工作的综合评价。从供方角度来看，医疗质量是卫生服务部门及其机构利用一定的卫生资源向居民提供医疗服务，以满足居民明确和隐含需求的能力的综合；从需方角度看，医疗质量是指消费者实际获得的医疗卫生服务与期望所得两者之间的差距，即医疗服务质量=消费者实际获得的医疗服务质量—消费者期望获得的医疗服务质量。"医疗质量"并不等同于"医疗服务质量"，两者有所区别。

1）在医疗服务质量影响因素选择上，Mainz 分析了临床评估的结构、过程和结果指标，这些指标可以是基于比率的或者基于均值的。2011 年 Carlucci 等在 22 个公共门诊服务期间开展调查，收集信息，用接待和设施、预约、等待时间、医生诊断、与护士和技术人员的关系等 9 项衡量服务质量的项目和 1 项患者对服务质量的总体满意度来评价门诊服务质量。Kim 等对来自 18 家长期护理医院的员工的调查数据进行了分析，通过受访者的感知质量和组织特征来评价长期护理医院的服务质量。葛梅在移动互联网的背景下对医疗服务质量评价方法进行创新，并量化患者就医过程中的每个项目，建立了基于 SERVQUAL 的质量评价体系，提高了原有指标体系的经济性和有效性。王凤玲等使用诊断相关分组（DRG）死亡率界定风险等级来评估医疗质量。陈伟等在医疗服务质量"结构-过程-结果"三维度理论基础上，结合当地医院实际，建立了医疗服务质量评价体系。

2）在医疗服务质量评价方法上，Mohebifar 等基于 SERVQUAL 建立评价指标体系，采用绩效分析（IPA）来评价医疗机构服务质量。Akdag 等采用多准则决策法评估一些土耳其医院的服务质量，运用三角模糊数代表服务业绩的语言评价信息，同时借助 TOPSIS 法和 Min-Max 法对医院的水平进行排序。Carlucci 等提出将人工神经网络（ANN）作为知识发现技术，用于识别对门诊患者重要的服务质量因素。刘雁灵等采用 CRITIC-Grey 综合评价法对所选择的 9 项质量指标进行分析，以评估长治医学院某附属医院的医疗质量。张群祥等考虑了专家判断的多粒度语言信息，引入非平衡语言信息来处理语言的模糊性，进而对医疗服务质量进行了评价。贾克斌等针对医疗领域的海量数据，将数据挖掘的算法引入医疗系统中，采用 Apriori 算法对产科数据进行相关性分析，为医疗管理提供指导和参考。

3）在医疗服务质量的数据收集和处理方面，国内外研究主要分为 3 个方向：①采用电子病历病案首页中的数据进行质量评价；②选取《中国卫生健康统计年鉴》（曾称为《中国卫生和计划生育统计年鉴》）、医院卫生统计报表或科室数据，如门诊人数、病床周转次数、出院人数等医疗评价指标来评价医疗质量；③通过问卷调查调研患者或工作人员满意度来对医疗服务质量进行评估。

远程医疗是医疗服务的一种形式，远程医疗服务与医疗服务有相通性，且医疗服务质量的研究已较为普遍和成熟，这为远程医疗服务质量研究提供了基础性内容和指导方向。

1.3.2　远程医疗质量评价现状

远程医疗首次出现在美国，随着时代的不断进步和发展，其内涵和外延也在不断变化。本书中研究在中国知网和 *Pub Med Central* 数据库进行多主题搜索，如"远程医疗""评价""指标""质量"等，按照检索到的文章的主要研究内容、方法、方向等对文章的关键内容进行了总结和概括，将其分为以下两类。

（1）远程医疗的实践与效果评价

远程医疗在国外发展得相对较早，比我国提前了近一个世纪，国外真正意义上开展的远程医疗服务是 1877 年通过电话机完成的。1927 年，随着科技革命的广泛开展，患者首次通过视频咨询医生医疗健康问题。至 20 世纪中叶，美国通过通信设备向远在阿拉斯加的患者进行医疗会诊，并运用技术手段对远在千里之外的患者进行远程监控，此时的会诊方式更接近现在的远程医疗，可视为远程医疗的前身。之后人们将远程医疗应用于医学各个领域，并对其展开了研究。随着远程医疗的建设和实施，国内外学者开始评估和分析远程医疗的实施效果。Brockes 等通过对苏黎世大学医院的颌面外科手术的远程医疗实践进行分析，认为远程医疗是传统治疗方式的补充；Baruffaldi 等将远程医疗应用于骨科，并证实了远程医疗的可用性；Smith 等借助 2009～2014 年的检测数据，通过实证研究证实了远程医疗在耳科的有效性，认为以远程医疗为支撑的健康筛查有利于提高听力健康；Pico 等构建了知识管理系统，以发现与远程医疗监控相关的概念和远程医疗的解决方案，从而更好地为哥伦比亚偏远地区提供远程医疗服务；杨小丽等通过对移动医疗及其主要服务形式的分析，介绍了近年来移动医疗的运用及其对医疗模式的影响和发展趋势；牧剑波等界定了我国远程医疗系统持续运行模式的内涵，分析了我国远程医疗发展中关键节点的需求。

（2）远程医疗影响因素分析

随着远程医疗的发展，研究人员开始从各个方面研究远程医疗服务质量的影响因素。Shupei 等基于 UTAUT2 模型发现价格和习惯是影响运动健康类 APP 推广使用的主要因素；Schultz 等通过对学校心理咨询相关问题的调查，分析了远程医疗的可接受度问题，以更好地判断远程医疗在心理咨询中提供技术决策的可能性；Horn 等通过对墨西哥州偏远地区患者的远程医疗治疗费用进行研究，发现远程医疗能够大大降低患者的就医费用。翟运开等通过实地研究，利用服务质量差距模型识别我国远程医疗服务质量的影响因素并提出了相应的对策，通过建立远程医疗服务传递模型，从软硬件两个方面分析了影响远程医疗发展的相关因素，并提出了改进建议；蔡雁岭等量化验证了远程医疗对现有医疗体系效率的改善程度，并从利益相关者的角度对远程医疗的成本和效益进行了全面的分析与总结。

1.3.3 研究现状评析

通过梳理服务质量评估和远程医疗服务质量评估现状相关文献可知，目前针对移动服务质量和医疗服务质量影响因素与评价方法的研究都相对成熟，但是对远程医疗服务质量的研究相对较少，而且大多集中在对患者感知的研究上，没有形成一套通用的质量评价体系。现有研究大多以患者为主体对远程医疗服务质量进行研究和分析，未考虑到远程医疗平台的真正使用者——基层医院医生的感知，也没有关注系统质量和平台质量对远程医疗服务质量的影响。因此，在远程医疗服务质量评价研究中需要注意以下几点。

（1）在影响因素的选择方面

大多数研究从患者感知的服务角度出发展开讨论和分析，但忽视了远程医疗服务本身的特性和外界的一些影响因素。在现有研究中，大多数研究从患者角度出发，单纯以患者满意度为目标，忽视了远程医疗的有效性和平台的易用性，过于主观，忽视了基层医院医生的作用。本书中研究在现有研究的基础上，参考移动服务质量评价和医疗服务质量评价，着重考虑了远程医疗服务的特性、基层医院医生的感知和现实的诊疗效果，将理论与实际有效融合，进一步完善了远程医疗服务质量影响因素的选择，构建了合理的评价指标体系。

（2）在数据的获取和处理方面

现有研究大多采用评价数据，并且要求评价对象根据自己的认知给出确切的评价值，较少考虑评价者思维的不确定性和语言的模糊性，而现实中由于服务的动态性和复杂性，评价者有时难以用确定的数值对评价目标进行评价，从而倾向给出不确定的评价信息。部分分类数据没有固定的分类标准，而是依据经验进行分类，主观性较强。因此，本书中研究侧重于主、客观数据的融合分析，且运用机器学习方法对数据进行处理，使结果更加可靠。

（3）在评价方法的应用方面

目前大多数研究采用结构方程模型、层次分析法和粗糙集等建立相应的模型，得出的结果是一个整体的范围，没有给出针对性的措施。本书中研究在对远程医疗服务水平进行测评时，采用机器语言的相关方法，有针对性地提出提高远程医疗服务质量的策略，增强了研究的可用性。

1.4 研究内容与方法

1.4.1 研究内容

针对上述问题，本书中研究采取"远程医疗服务的运行管理基础研究→远程医疗发展现状调查与分析→远程医疗服务价值分析与属性分析→远程医疗服务质量评价框架构建→远程医疗服务质量影响因素选取→远程医疗服务质量测评指标体系构建→多源异构数据处理方法的提出→远程医疗服务质量优化模型构建→优化提升策略的提出"的路线展开研究，主要研究内容包括以下 6 个方面。

（1）远程医疗服务的运行管理基础研究

研究从远程医疗的概念界定出发，辨析远程医疗与远程医疗系统的概念和内涵及其主要支撑技术。在此基础上，以平台化思维分析了远程医疗信息系统构建的基本原则和总体架构，并以河南省远程医疗系统为例进行了详细的阐述。

（2）远程医疗发展现状调查与分析

以开展远程医疗服务的医院为主要调查对象，以远程医疗发展概况为目标进行问卷设计并开展全国性线上调查，调查内容包括医院的基本信息、远程医疗建设情况、远程医疗网络与设备配置情况、远程医疗服务开展及效果，并将 2018 年和 2019 年数据进行对比，以分析我国东部、中部、西部地区医院远程医疗建设与发展情况。

（3）远程医疗服务价值分析与属性分析

从利益相关者视角分析了远程医疗服务系统中的技术效益、社会效益、经济效益及价值网络，并对远程医疗服务属性进行了分析，基于远程医疗的会诊、急救、监控、手术及其他应用等，对远程医疗服务流程进行具体分析及质量控制管理。之后，在分析远程医疗服务框架及其特征的基础上，构建远程医疗服务的流程框架和服务传递模型，探讨基于价值链的远程医疗流程优化方法。

（4）多维测评指标的选取

参考移动服务质量和医疗服务质量的研究现状，通过对国内外文献的梳理，结合远程医疗的服务特性，构建初始的测评指标体系。通过专家评价，根据指标重要性程度识别关键指标，此时为了考虑语言信息的不确定性，引入模糊语言评价信息，按照相应的规则将语言评价信息转换为模糊语言区间，构建出科学合理的远程医疗多维测评指标体系。

（5）异构数据的收集和处理

根据前文构建的远程医疗服务质量多维测评指标体系，借助远程医疗信息系统平台采集所需要的固有数据，对于一些需要被感知的非固有数据，通过问卷收集。收集到的信息种类主要包括4种：数量指标原始数据、医生感知数据、分类数据和文本数据，故需要对数量指标数据进行二次计算，引入 K-Means 聚类算法对分类数据进行分类，克服经验分类的主观性，引入相似度匹配等算法对文本数据进行二次加工处理，最后将收集到的异构数据转化为标准化数据，以供后期优化模型的构建和运行。

（6）远程医疗服务质量优化模型构建及优化策略研究

在前文的基础上，将遗传算法与 BP 神经网络结合，构建了远程医疗服务质量优化模型。通过控制变量识别服务质量优化方向，有针对性地提出优化策略，并根据前文的远程医疗发展概况及其关键问题提出远程医疗服务质量提升建议，促进远程医疗服务的可持续发展。

1.4.2　研究方法

本书中研究选用的方法主要有以下几种：

（1）文献分析法

通过对相关研究者的理论、思想进行综合考察，发现当前研究热点、广度、范围与不足。利用文献分析法对国内外文献进行梳理，对移动服务质量评价、医疗服务质量评价和远程医疗服务质量评价的研究现状进行归纳总结，并结合远程医疗的特性，为远程医疗服务质量测评指标体系的构建提供理论基础。

（2）定性分析法

在进行理论归纳的定性分析基础上，本书中研究借鉴相关信息科学理论、软件工程理论、管理学理论等，分析远程医疗服务运营管理相关问题，并通过专家访谈确定远程医疗服务发展过程中存在的问题，为远程医疗相关问题的研究提供理论指导。

（3）实证研究法

实证研究是本书中研究所运用的另一种重要方法。本书中研究针对开展远程医疗服务的医疗机构进行相关实证调查，概述远程医疗服务发展现状；设计指标重要性评价问卷，通过专家对指标的重要性评分提取关键指标；针对基层医生制订相应调查问卷，调查基层医生对所参与远程医疗服务的感知质量和反馈。

（4）实验法

基于 GA-BP 神经网络构建远程医疗服务质量评价模型，并通过控制变量模拟服务质量数值变化以识别远程医疗服务质量提升方向，提出远程医疗服务质量的提升建议。

本 章 小 结

远程医疗是解决我国当前医疗卫生领域突出问题的重要途径之一，对缓解人民群众"看病难、看病贵"问题，提升基层卫生水平，促进优质医疗资源下沉，提高公共卫生突发事件处理效率都具有重要意义。本章阐述了远程医疗服务及其质量控制问题的研究背景和意义，并对国内外相关文献进行了综述，梳理远程医疗相关研究存在的问题，提出了本书中研究的研究内容和方法，为后续章节奠定了基础。

参 考 文 献

蔡雁岭, 翟运开, 蔡垚, 等, 2014. 基于病人价值的远程医疗体系的建立[J]. 中国卫生事业管理, 31（9）: 644-646.

曹艳林, 郑雪倩, 王将军, 等, 2012. 远程医疗给医疗服务方式带来变革与挑战[J]. 中华医院管理杂志, 28（4）: 293-295.

陈伟, 王忠, 刘梦明, 等, 2013. 新疆某三级甲等综合医院临床科室医疗服务质量评价体系的建立[J]. 郑州大学学报（医学版）, 48（6）: 795-799.

葛梅, 2018. 移动互联网环境下医疗服务质量评价方法的创新应用[J]. 中国医院管理, 38（3）: 37-39.

贾克斌, 李含婧, 袁野, 2017. 基于Apriori算法的数据挖掘在移动医疗系统中的应用[J]. 北京工业大学学报, 43（3）: 394-401, 322.

李雪斐, 拜争刚, 姚倩, 等, 2013. 中国远程医疗研究现状分析[J]. 中国循证医学杂志, 13（10）: 1194-1199.

刘雁灵, 曹文君, 2016. CRITIC-灰色综合评判法在医疗工作质量评价中的应用[J]. 中国卫生统计, 33（6）: 991-993.

牧剑波, 翟运开, 蔡垚, 等, 2014. 我国远程医疗系统持续运行模式的探讨[J]. 中国卫生事业管理, 31（12）: 887-889, 913.

邵春福, 王菁, 彭金栓, 2018. 基于主成分分析和 BP 神经网络的网约车服务质量评价[J]. 北京交通大学学报, 42(3): 10-15.

王博雅, 邓仲华, 2018. 移动阅读服务质量测评——基于 ANP-模糊综合评价法[J]. 图书馆论坛, 38(2): 71-80.

王凤玲, 刘晶, 季新强, 等, 2017. 基于 DRGs 死亡风险分级在医疗质量评价中的应用[J]. 中国医院管理, 37(3): 44-46.

王伟军, 汤璐, 侯银秀, 等, 2017. 基于语言评价信息的移动电子商务服务质量评价研究[J]. 图书情报工作, (4): 83-89.

吴玉萍, 2017. 基于 SVC 的高校移动图书馆服务质量评价模型研究[J]. 情报科学, 35(10): 35-39.

夏前龙, 施国洪, 张晓慧, 2015. 移动图书馆服务质量的内涵、结构及其测度[J]. 图书情报知识, (1): 47-55.

谢广营, 2016. B2C 及 C2C 网购物流服务质量测量述评: 一个概念模型及理论框架[J]. 管理评论, 28(4): 186-200.

杨小丽, 封欣蔚, 2016. 我国移动医疗服务发展的问题与对策分析[J]. 医学与哲学(A), 37(5): 1-4, 38.

翟运开, 2016. 远程医疗服务传递模型的构建及其影响因素研究[J]. 中国卫生事业管理, 33(6): 410-412.

翟运开, 李颖超, 赵杰, 2018. 远程医疗服务质量影响因素研究——基于服务质量差距模型[J]. 卫生经济研究, 2(370): 50-53, 56.

张敏, 罗梅芬, 聂瑞, 等, 2018. 问诊类移动医疗 APP 用户持续使用意愿分析——基于患者特征、医护特性与系统质量的多维视角[J]. 软科学, 32(5): 99-104.

张群祥, 陈姣, 王晓暾, 2011. 基于多粒度非平衡语言信息的医疗服务质量评价[J]. 统计与信息论坛, 26(5): 109-112.

赵杨, 2014. 基于多维度多层次法的数字图书馆移动服务质量评价模型构建[J]. 情报理论与实践, 37(4): 86-91.

郑德俊, 轩双霞, 沈军威, 2015. 用户感知的移动图书馆服务质量测评模型构建[J]. 大学图书馆学报, 33(5): 83-92.

Akdag H, Kalayci T, Karagoz S, et al, 2014. The evaluation of hospital service quality by fuzzy MCDM[J]. Applied Soft Computing, 23(23): 239-248.

Al-Hubaishi HS, Ahmad SZ, Hussain M, 2017. Exploring mobile government from the service quality perspective[J]. Journal of Enterprise Information Management, 30(1): 4-16.

Baruffaldi F, Campaqna E, Rolli M, et al, 2014. Development of an orthopaedic teleconsulting service in Italy[J]. J Telemed Telecare, 20(5): 288-289.

Bouras A, 2015. Quality tools to improve the communication level in the surgery department at a local hospital[J]. Computers in Human Behavior, 51: 843-851.

Brady MK, Cronin JJ, 2001. Some new thoughts on conceptualizing perceived service quality: a hierarchical approach[J]. Journal of Marketing, 65(3): 34-49.

Brockes C, Schenkel JS, Buehler RN, et al, 2012. Medical online consultation service regarding maxillofacial surgery[J]. Journal of Cranio-Maxillofacial Surgery, 40(7): 626-630.

Carlucci D, Renna P, Schiuma G, 2013. Evaluating service quality dimensions as antecedents to outpatient satisfaction using back propagation neural network[J]. Health Care Manag Ement Science, 16(1): 37-44.

Horn BP, Barragan GN, Fore C, et al, 2015. A cost comparison of travel models and behavioural telemedicine for rural, Native American populations in New Mexico[J]. J Telemed Telecare, 22(1): 47-55.

Hsu TH, Huang LC, Tang JW, 2012. A hybrid ANP evaluation model for electronic service quality[J]. Applied Soft Computing, 12(1): 72-81.

Kim J, Han W, 2012. Improving Service Quality in Long-term Care Hospitals: National Evaluation on Long-term Care Hospitals and Employees Perception of Quality Dimensions[J]. Osong Public Health & Research Perspectives, 3(2): 94-99.

Lu Y, Zhang L, Wang B, 2009. A multidimensional and hierarchical model of mobile service quality[J]. Electronic Commerce Research and Applications, 8(5): 228-240.

Mainz J, 2003. Defining and classifying clinical indicators for quality improvement[J]. International Journal for Quality in Health Care, 15(6): 523-530.

Mohebifar R, Hasani H, Barikani A, et al, 2016. Evaluating service quality from patients' perceptions: application of importance-performance analysis method[J]. Osong Public Health & Research Perspective, 7(4): 233-238.

Parasuraman A, Zeithaml VA, Berry LL, 1985. A conceptual model of service quality and its implications for future research[J]. Journal of Marketing, 49(4): 41-50.

Pico LEA, Cuenca OR, Alvarez DJ, et al, 2008. Knowledge management model for teleconsulting in telemedicine[J]. Sted Health Technol Inform, 137: 130-140.

Schultz BK, Zoder-Martell KA, Fischer A, et al, 2017. When Is Teleconsultation Acceptable to School Psychologists[J]. Journal of Education and Psychological Consultation, 28(3): 279-296.

Smith AC, Brown C, Bradford N, et al, 2015. Monitoring ear health through a telemedicine-supported health screening service in Queensland[J]. Journal of Telemedicine and Telecare, 21(8): 427-430.

Tan F, Chou J, 2008. The relationship between mobile service quality, perceived technology compatibility, and users' perceived playfulness in the context of mobile information and entertainment services[J]. International Journal of Human – Computer Interaction, 24(7): 649-671.

Tsai HH, Lu IY, 2006. The evaluation of service quality using generalized Choquet integral[J]. Information Sciences, 176(6): 640-663.

Yuan S, Ma W, Kanthawala S, et al, 2015. Keep Using My Health Apps: Discover Users' Perception of Health and Fitness Apps with the UTAUT2 Model[J]. Telemedicine Journal and E-Health, 21(9): 735-741.

Zhai YK, Zhu WJ, Cai YL, et al, 2014. Clinical-and Cost-effectiveness of Telemedicine in Type 2 Diabetes Mellitus: A Systematic Review and Meta-analysis[J]. Medicine, 93(28): e312.

2

远程医疗的基础理论

2.1　远程医疗与远程医疗系统辨析

2.1.1　远程医疗的概念与内涵

（1）远程医疗的概念

　　网络通信技术的迅速发展催生了远程医疗。美国内布拉斯加州心理研究所于1964年最早开展远程医疗，佐治亚州有目前全球规模最大的远程医疗中心。西班牙等国家开发了横跨欧洲的远程图像传输平台。远程医疗能够促进优质医疗资源覆盖到更广阔的地区，对国家的医疗卫生事业发展具有重要意义。

　　梁佳宁等认为远程医疗是利用电子计算机技术、网络通信技术和多媒体技术，通过远程医疗系统进行医疗数据、图片、语音和视频资料的互转，供远程医疗中心的专家会诊参考，并利用实时传输系统，实现与基层地区医生和患者间的可视化指导及交流。董天舒等指出远程医疗打破了医疗资源现阶段存在的空间和时间隔离，可使广大人民群众享有公平可及的医疗服务。殷东涛等认为远程医疗是传统医疗服务模式的有效补充，其可依托互联网，以移动终端为工具，整合资源，由区域内综合实力较强的三级甲等医院成立，辐射周边多个区县级公立医院。顾海等将远程医疗定义为一种借助计算机等设备及网络通信技术，实现医患之间、医护人员之间开展异地检查、病例讨论、在线指导的医疗服务模式。综上，本书中研究表明远程医疗是一种多主体、多阶段、多互动的医疗服务模式，利用音频、视频、通信技术和电子信息技术为远距离且卫生资源匮乏的地区或人群提供卫生服务或协助，通过远程医疗平台实现患者医疗记录、医学影像、音频和视频等信息的共享和传输，实现专家与基层医生和患者间的可视化指导及交流的"面对面"远距离问诊，克服了地域限制，使患者可享受大医院的优质医疗资源，实现优质医疗资源下沉，促进医疗资源的优化配置，推动分级诊疗体系的推行，推动医疗服务模式的创新。远程医疗因其更高的可及性，克服了医患之间的距离和时间限制，使优质资源下沉而得到了广泛的认可。

另外，由于国情的不同，国内外远程医疗形式存在略微差别。B2B（Business to Business）、B2C（Business to Customer）是电子商务模式中的主流模式，其中B2B是指企业之间的一种交易模式；B2C是指企业对客户的电子商务模式，是一种零售模式，其仍然适用于远程医疗服务模式。B2B远程医疗模式是指医疗机构之间通过远程医疗形式对患者的病情进行讨论，寻求最优的治疗方案。目前，B2B远程医疗模式是我国主要的远程医疗模式，即医疗机构之间通过专门的网络和设备进行连接，由基层医生发出远程医疗申请，上传患者医疗数据及申请目的，经上级医院远程医疗中心工作人员协调后确定确切会诊时间，双方医生在约定时间通过医院的远程医疗设备进行讨论和交流，专家给出医疗指导，进而得出一致治疗方案。B2B模式下的远程医疗涉及医疗机构与医疗机构之间的业务。B2C远程医疗模式是指患者自主上传相关数据，远程诊疗专家通过远程通信设备进行视频诊疗、健康管理和监测，患者可通过在线预约和在线支付完成相关流程。B2C模式在国外比较常见，而我国也逐渐开始从B2B模式向B2C模式转变。

（2）远程医疗的内涵

近年来，随着医药卫生体制改革的深化，一系列健全医疗服务体系、完善基层医疗服务模式的政策举措相继出台，远程医疗的服务内涵也在不断丰富，业务场景也在不断扩展。远程医疗主要涵盖了3个方面的医学活动内容。

1）远程医疗服务：远程会诊、远程影像诊断、远程心电诊断、远程中医经络诊断、远程手术、远程护理、远程检测等。

2）远程教育：远程医疗教育、远程学术交流、远程技能培训等。

3）信息服务：远程医疗文献查询、远程医疗数据共享、远程卫生信息交流等。

远程医疗带来了多方面的益处：一是能够通过专家的指导为基层患者提供专业、高效的医疗服务，避免了患者来回奔波，节省了患者的时间和交通成本，使患者足不出户就能享受到大医院的优质医疗资源；二是在专家和基层医生交流的过程中，实现医生和医生之间的知识转移，丰富基层医生临床实践经验，拓宽基层医生视野，提升基层医生医疗技能；三是采用远程医疗的形式，为基层医院留住患者，减少不必要的患者外转和流失，获得更高的患者黏性，促进分级诊疗体系的推行和实践；四是通过远程医疗能够树立上级医院及专家的良好口碑，提升知名度，扩大影响力。

远程医疗在国内外呈现 3 种发展趋势：一是远程医疗应用的转变，从提高获取医疗保健的机会到提供就医便利并最终降低卫生支出成本；二是从扩大医疗可及性逐渐向解决急性突发公共卫生事件和慢性病管理方向发展；三是从医院、卫生诊所向移动设备和家庭迁移。未来，远程医疗将对医疗保健和医学产生深远影响。从医疗行业内的交流使用到国家推动各地普遍开展，计算机网络和多媒体技术为这一特别的医疗手段提供了助力。远程医疗在将优质医疗资源辐射到更多患者的同时，其服务的质量和效率也被寄予了更高的要求。

2.1.2　远程医疗系统的概念与内涵

系统是由相互作用、相互依赖的若干组成部分结合而成的，是具有特定功能的有机整体，而这个有机整体又是它从属的更大系统的组成部分。如果说远程医疗是一种现象的话，那么远程医疗系统就是一种具体的远程医疗实施的功能架构，利用远程医疗系统可以有效地对远地对象进行监测、监护和诊断等。

在我国，国家卫生健康委员会（简称卫健委）将远程医疗系统的远程医疗服务归类为九大子系统，其基本子系统包括远程会诊子系统、远程预约子系统、双向转诊子系统、远程影像诊断子系统、远程心电诊断子系统、远程教育子系统、高端远程医疗服务子系统、远程手术示教子系统、远程病理诊断子系统等高端远程会诊服务系统。

一般而言，远程医疗信息系统是在统一数据中心基础上构建的面向各类主体的应用服务系统，其基本业务包括远程会诊、远程影像诊断、远程心电诊断、远程中医经络诊断、远程中医体质辨识、远程医学教育等；高端业务包括远程重症监护、远程病理诊断、远程手术示教等；延伸业务包括各医疗专业远程应用和向患者、家庭等医疗机构之外的主体提供的医疗健康服务。同时，远程医疗信息系统整合利用各地优质医疗服务资源，实现"一点对多点、多点对多点"的跨域应用，通过建立卫生专网实现区域内医疗机构的互联互通和信息共享，将优质医疗服务辐射到万家基层医疗卫生机构。

远程医疗信息系统面向国家及省级远程医疗服务与资源监管中心，面向各级医疗机构服务站点，面向系统服务提供商，面向就诊者，根据业务开展的需要，远程医疗系统的用户可以分为行政监管人员、系统运行维护人员、服务运营人员、专家/医务人员、患者（图 2-1）。

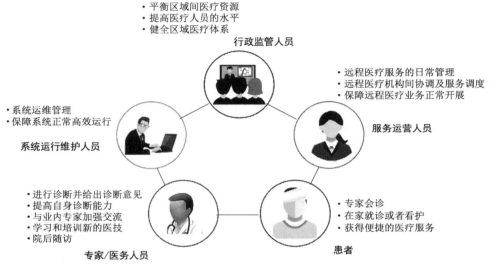

图 2-1　远程医疗系统用户

资料来源：《远程医疗信息系统建设技术指南》（2014 年版）

1）行政监管人员：指国家级远程医疗服务与资源监管中心、省级远程医疗服务与资源监管中心用户，远程医疗服务与资源监管中心用户通过系统开展远程医疗服务的监督管理工作。

2）系统运行维护人员：指保障远程医疗信息系统正常高效运行的技术管理用户，需要对远程医疗服务器、数据中心、基础设施及 IT 设备进行统一的运维和管理。

3）服务运营人员：指远程医疗的服务运营用户，包括由各级医疗机构指定的机构内部的运营服务管理员、服务调度员或指定的第三方服务提供商，主要通过系统负责远程医疗服务的日常管理及各合作方间的协调工作，进行服务资源和时间安排，及时反馈给远程医疗业务实施方，保障远程医疗资源和业务按时开展。

4）专家/医务人员：指开展远程医疗业务的各级各类医疗机构、科室、医护人员。总体区分为远程医疗邀请方用户和受邀方用户。邀请方用户指对远程医疗服务有需求的基层医院、基层医生及基层远程医疗中心工作人员，负责提交远程医疗申请，并且准备远程医疗相关资料，参与远程医疗过程并获得远程医疗结果报告的用户。受邀方用户指对基层医生进行指导和辅助的专家用户及上级医院远程医疗中心工作人员，受邀方用户接到远程医疗邀请后，审核远程医疗申请资料，给出应诊专家和应诊时间，提供诊断治疗意见等远程医疗服务的用户。

5）患者：指远程医疗服务的目标对象。

2.2　远程医疗服务的主要支撑技术

2.2.1　远程通信技术

远程通信技术在最近 10 年中得到了长足发展，为远程医疗应用提供了强有力的技术支持。远程医疗中传输的医学信息主要有数据、文本、视频、音频和图像等形式。在远程医疗中，医生的诊断质量取决于传输的医学信息质量，因此医学信息的传输一定要保证不失真、稳定和安全。远程医疗系统通过广域网（WAN）实现远距离的图像、视频等数据传输。目前，运营的 WAN 的主要交换方式有 PSTN 通信、ISDN 通信、HFC 通信、卫星通信、Internet 通信、移动通信等。

（1）PSTN 通信

PSTN（public switched telephone network）的全称为公共交换电话网络，是一种常用的旧式电话系统，即我们日常生活中常用的电话网。PSTN 通信是最早的远程医疗通信方式，从电话收集和分析获得的信息来确定问题的紧急程度及需要医疗干预的程度。电话治疗类选法通常由医疗工作者与患者通过电话进行交流，通过一系列的分析法则分析患者主诉情况，由此评估当前伤病的严重程度。

PSTN 通信虽然方便了患者的诊断与救治，但作为简单的通信工具，在远程医疗方面，仍有不足之处：①在会诊过程中，缺乏影像等图像数据；②无法对患者实时查体；③大量的医疗数据只能通过口头描述。

（2）ISDN 通信

ISDN（integrated services digital network）的全称为综合业务数字网，是一个数字电话网络国际标准，是一种典型的电路交换网络系统，兴盛于 20 世纪 80～90 年代，由电话综合数字网 IDN 演变而来，向用户提供端到端的数字连接，并且支持一切包括语音、数字、图像、图形、传真等在内的广泛业务，以及通过一组有限的、标准的多用途用户网络接口获得相应的业务。

ISDN 采用全数字通信技术，具有快速数字信号传递功能，为用户提供很多通信业务，其中会议电视是最重要的交互型通信业务，它所提供的清晰图像和高保真声音可在全球范围内进行广泛的信息交流。随着微电子技术和计算机多媒体技术的发展，现已有许多现代化的医疗和教学设备，这些设备与 ISDN 的有机结合实现了远程医疗会诊、远程医疗教育、远程健康护理、远程学术交流等远程医疗活动。

ISDN 虽然有不少优点，但也有不足之处：①相对于 ADSL 和 LAN 等接入方式来说，ISDN 速度不够快，上网速率仅为 128Kbps；②长时间在线费用会很高；③设备费用并不便宜。

（3）HFC 通信

HFC（hybrid fiber-coaxial）即混合光纤同轴电缆网，是一种经济实用的综合数字服务宽带网接入技术。HFC 通常由光纤干线、同轴电缆支线和用户配线网络三部分组成，从有线电视台出来的节目信号先变成光信号在干线上传输，到用户区域后把光信号转换成电信号，经分配器分配后通过同轴电缆输送到用户那里。它与早期 CATV 同轴电缆网络的不同之处主要在于，在干线上用光纤传输光信号，在前端需完成电—光转换，进入用户区后要完成光—电转换。

HFC 通信系统是介于全光纤网络和早期 CATV 同轴电缆网络之间的一个系统，具有频带宽、用户多、传输速率高、灵活性和扩展性强及经济实用的特点，为实现宽带综合信息双向传输提供了可能。

HFC 是一种发展前景广阔的通信技术，可以采用 HFC 技术向住宅区的居民提供融合了数据和视频的远程医疗服务。HFC 支持现有的、新兴的全部传输技术，其中包括 ATM、帧中继、SONET 和 SMDS 等。但是，这一技术还存在一些设计缺陷，网络的建设和部署成本也比较高，且有因网络结构使每个光节点的用户数不宜太多。总之，要大范围普及 HFC 通信系统还有大量工作要做。

（4）卫星通信

卫星通信系统实际上也是一种微波通信，它以卫星作为中继站转发微波信号，在多个地面地球站之间通信，卫星通信的主要目的是实现对地面的"无缝隙"覆盖，由于卫星工作于数百、数千甚至上万公里的轨道上，因此覆盖范围远大于一般的移动通信系统。但卫星通信要求地面设备具有较大的发射功率，因此不易普及使用。

卫星通信系统由于具有三维无缝覆盖能力、独特灵活的普遍服务能力、覆盖区域的可移动性能力、广域复杂网络构成能力、广域 Internet 交互连接能力，以及特有的广域广播与多播能力、对应急救灾的快速灵活与安全可靠的支持能力等特点，已经成为实现全球通信不可或缺的通信手段之一。

卫星通信系统由卫星端、地面端、用户端三部分组成。卫星端在空中起中继站的作用，即把地面地球站发上来的电磁波放大后再返送回另一地面地球站，卫星星体又包括两大子系统——星载设备和卫星母体。地面地球站则是卫星系统与地面公众网的接口，地面用户也可以通过地面地球站出入卫星系统形成链路，地面地球站还包括地面卫星控制中心及其跟踪、遥测和指令站。用户端即是各种用户终端。

在微波频带，整个通信卫星的工作频带宽度约为 500MHz，为了便于放大和发射及减少变调干扰，一般在卫星上设置若干个转发器。每个转发器被分配一定的工作频带。目前的卫星通信多采用频分多址技术，不同的地面地球站占用不同的频率，即采用不同的载波，比较适用于点对点大容量的通信。近年来，时分多址技术也在卫星通信中得到了较多的应用，即多个地面地球站占用同一频带，但占用不同的时隙。与频分多址技术相比，时分多址技术不会产生互调干扰，不需用上下变频把各地面地球站信号分开，适合数字通信，可根据业务量的变化按需分配传输带宽，使实际容量大幅度增加。另一种多址技术是码分多址（CDMA）技术，即不同的地面地球站占用同一频率和同一时间，但利用不同的随机码对信息进行编码来区分不同的地址。CDMA 采用了扩展频谱通信技术，具有抗干扰能力强、有较好的保密通信能力、可灵活调度传输资源等优点。它比较适合于容量小、分布广、有一定保密要求的系统使用。

按照工作轨道区分，卫星通信系统一般分为低轨道卫星通信系统（LEO）、中轨道卫星通信系统（MEO）、高轨道卫星通信系统（GEO）即同步轨道卫星通信系统。

目前，同步轨道卫星通信系统主要用于 VSAT 系统、电视信号转发等，较少用于个人通信。卫星通信由于成本过高，主要用于航海航天、战场救护、地震援救、极地探险等特殊条件。

（5）Internet 通信

随着互联网的飞速发展，带宽不再是制约数据传输的瓶颈。Internet 通信在成本和技术要求上比较低，通信速率比较高，并且资源共享能力强，而数字化技术的应用，特别是 DICOM 标准在医疗设备中的广泛应用，使 Internet 通信在远程医疗系统中的应用得到了空前的提高。基于 Internet 的通信方式主要有以下几种：

X.25 网、帧中继、数字数据网、xDSL 调制解调器等。

X.25 网是第一个面向连接的网络，也是第一个公共数据网络。其数据分组包含 3 字节头部和 128 字节数据部分。它运行 10 年后，20 世纪 80 年代被无错误控制、无流控制、面向连接的新的称为帧中继的网络所取代。

帧中继（frame relay）是一种用于连接计算机系统的面向分组的通信方法。它主要用于公共或专用网上的局域网互联及广域网连接。大多数公共电信局都提供帧中继服务，把它作为建立高性能的虚拟广域连接的一种途径。帧中继是进入带宽范围从 56Kbps 到 1.544Mbps 的广域分组交换网的用户接口。

帧中继是基于分级交换的原理发展起来的，它只包括开放系统互联 OSI 参考模型的物理层和链路层一部分，是根据 ITU-TQ.992 建议的核心层组织的，智能终端设备将数据发送到链路层，封闭在链路层 LAPD 帧结构中，实现以帧为单位的信息传送的处理。帧中继只进行差错检查，不进行分组的重发处理，加之分组层的流量控制等规则都留给双方的智能终端去处理,这样大大地简化了处理过程。

帧中继使用光纤作为传输介质，因此误码率极低，能实现近似无差错传输，减少了进行差错校验的开销，提高了网络的吞吐量。

帧中继是一种宽带分组交换，使用利用技术时，其传输速率可主达 T3（44.7Mbit/s）。但是帧中继不适合于传输如语音、电视等实时信息，它仅限于传输数据。

数字数据网是为用户提供专用的中高速数字数据传信道，以便用户用它来组织自己的计算机通信网。当然也可以用它来传输压缩的数字话音或传真信号。数字数据电路包括在用户线路内，主要是由数字传输方式进行的，它有别于模拟线路，也就是频分制（FDM）方式的多路载波电话电路。传统的模拟话路一般只能提供 2400～9600b/s 的速率，最高能达 14.4～28.8kb/s。而数字数据电路一个话路速率可达 64kb/s，如果将多个话路集合在一起可达 $n×64$kb/s，因此数字数据网就是为用户提供点对点、点对多点的中、高速电路。

DSL（digital subscriber line）即所谓的数字用户环路。DSL 技术是基于普通电话线的宽带接入技术，它在同一铜线上分别传送数据和语音信号。目前存在 HDSL(high-speed DSL)、SDSL（symmetric DSL）、VDSL（very high bit rate DSL）、ADSL（asymmetric DSL）与 RADSL（rate adaptive DSL）等多种不同类型的 DSL 接入技术。为了方便，人们常把这些 DSL 技术统称为 xDSL 技术。这些 DSL 接入技术的基础系统架构与原理基本相似，根据这些技术在信号传输速率与距离、具体实现方式，以及上、下行速率的对称性等方面是否相同可分为速率对称型和速率非对称型两种。

速率对称型 xDSL 有 HDSL、SDSL 等多种形式。非对称型 xDSL 有 ADSL 和 VDSL 等数种形式。因其下行速率很高,适用于下行数据量很大的 Internet 业务。最近又出现了速率自适应的 RADSL,它克服了 ADSL 在强噪声条件下中断通信的缺点,能自适应地降低速率以保持通信连接。

(6)移动通信

基于移动通信的远程医疗结合了高速移动通信和多种模式无线通信技术,能够实现无线远程医疗、远程监护、远程医疗教学等。它不仅融合了移动通信和多媒体网络技术,可提供足够的带宽以保证大容量多媒体数据的安全高速传输,还有助于医疗资源的高度共享,随着远程家庭监护的推广,患者可以随时随地得到医护人员的帮助和救护,特别是在灾害、事故和战场救援中能够发挥独特的优势。

目前,已经迈入了第五代移动通信技术发展的时代。第五代移动通信技术,即 5G 移动通信技术,是 2G、3G 和 4G 系统之后的延伸,这也是改变世界的几种技术之一。5G 移动通信技术具有高数据效率、可靠低时延、大容量网络连接等特性。5G 的数据传输率最高可达 10Gb/s,比当前的有线互联网快,比 4G LTE 蜂窝网络快近 100 倍,满足了高清视频、虚拟现实等大数据量的数据传输。5G 的低时延使网络响应时间更短,低于 1ms,而 4G 为 40~70ms。5G 的低时延满足了自动驾驶、远程医疗等实时性应用。5G 扩展了大规模设备和网络的链接,超大网络容量满足了物联网通信的需求。5G 促进了系统协同化、智能化水平的提升,实现了多用户、多点、多天线、多摄取的协同组网。

5G 医疗健康是 5G 技术在医疗健康行业的一个重要应用领域。随着 5G 正式商用的到来及大数据、互联网、人工智能、区块链等前沿技术的充分整合和运用,5G 医疗健康越来越呈现出强大的影响力和生命力,对深化医疗卫生体制改革、加快"健康中国"建设和推动医疗健康产业发展起到重要的支撑作用。

5G 网络高速率的特性,能够支持 4K/8K 的远程高清会诊和医学影像数据的高速传输与共享,实现专家随时随地开展会诊,提升诊断准确率和指导效率,促进优质资源下沉。5G 的毫秒级时延和精准定位特性将能够支持上级医生操控机械臂实时开展远程超声检查。5G 网络还能简化手术室内复杂的有线和 WiFi 网络环境,降低网络的接入难度和建设成本。5G 边缘医疗云可提供安全可靠医疗数据传输,实现信息资源共享、系统互联互通。相较于传统的专线和 WiFi,5G 网络能够解决基层医院和海岛等偏远地区专线建设难度大、成本高及院内 WiFi 数据传输不全、远程操控时延高的问题。5G 在远程医疗各个场景中的应用提高了远程医疗服务的实时性、准确性，提高了医疗服务效率和安全性。

2.2.2　医学信息学技术

医学信息学技术作为远程医疗研究和应用中另一个重要的支撑技术，包括各种医疗信息的检测、采集、存储、显示、处理、查询、管理技术及各种数据库技术等。

远程医疗需要获取的信息主要包括医疗机构的实时监控数据、患者病历、医生诊断资料等；通过影像检查设备采集的影像信息；实时体格检查采集到的音频、视频信息。这些信息很多由医疗检测设备直接得出，如患者的体温、血压、X 线片、CT 片、B 超图像等。因此，如何对医学信息进行预处理，以及如何使用现有的医疗设备与通信手段方便、快捷、安全地接入都成了至关重要的问题。对非实时的医学信息可以采用滤波、压缩、编码打包、精确扫描等手段处理，但面对需要实时采集及传输的医疗影像等数据，可以通过医疗设备直接获取。

国外医学信息学的研究从 20 世纪 50 年代开始，主要是应用计算机存储和检索病历、临床数据、医药信息及有关文献等。20 世纪 70 年代，研究人员开发了不同类型的临床决策支持系统。20 世纪 80 年代，医学信息学研究领域逐步涉及医院信息系统，如医院管理信息系统，以电子病历为核心的临床信息系统和以知识为中心的医学文献服务信息系统。自 20 世纪 90 年代以来，随着以计算机技术为代表的信息技术在医疗工作，如数据通信，医疗质量评估、辅助决策过程、管理和科学研究中的广泛应用，医学信息学的研究和教学受到世界各国的普遍重视。

在现代信息技术的强大支撑和驱动下，医学信息学研究获得了良好的技术基础。近年来的研究表明，医学信息学在以信息技术为代表的应用信息学和卫生信息分析方法上的研究取得了丰硕成果。主要体现在以下两个方面：

（1）医院信息系统的构建与完善

医院信息系统是计算机技术对医院管理、临床医学、医院信息管理长期影响、渗透及相互结合的产物，体现了计算机技术、通信技术和管理科学在医院信息管理中的应用。医院信息系统的子系统包括医院管理、病案管理、医疗信息统计、临床信息管理、医学图像处理、医学信号处理、护理信息系统、专家辅助诊治系统、药品与医疗器械管理、医疗设备和辅助医疗设备管理、医学信息检索与管理、医学信息分析与利用、财务管理、文书档案管理等。

研究表明，信息技术对临床医学最大的影响是改变了传统的临床医疗过程。实现患者就医过程信息的电子化，完整地记录临床的各种信息，可保证患者医疗信息的共享与交流，支撑临床决策支持系统以减少医疗错误。连接医院内部各部门之间的院内信息系统和连接医院与院外网络的院外信息系统使院内外的信息交流变得非常方便和快捷。医院信息系统使很多实验室检查和其他仪器检查的预约与结果回报变得十分方便、迅速，也使多学科工作人员能够共享有关信息和实验结果，从而有利于医学合作。

由于医院内外网络系统的形成，产生了各种新的概念，如网络医院、网上咨询、网上预约、网上挂号、网上诊室、网络药店、远程医疗等。尤其是宽带网的建立，患者可通过视频宽带网在网上就医而不需要赶到医院，医生可以通过患者家中的视频摄像机实时了解患者情况，而不需要到家庭病床前查房。

（2）医学信息分析与决策方法

医学信息分析法将复杂的医疗信息进行整理、筛选、归类，化繁为简，化无序为有序，找出信息之间的内在关系和隐含信息，继而为进一步挖掘利用医学信息做好基础工作。

数字经济时代下，互联网、物联网、可穿戴设备、移动智能终端的发展和日益普及，使用户产生的各类数据呈爆炸式增长，世界已进入"互联网+大数据"时代。尤其是在医疗健康领域，随着人们医疗需求的增加及生物信息技术的迅猛发展，医疗健康数据快速积累，形成了繁杂、庞大的数据集合，隐藏在大规模医疗健康数据中的重要价值和规律亟待被挖掘展示，医疗大数据分析已经是医学信息分析的研究热点和前沿。

远程医疗能够实现区域网络中医疗机构之间的互联互通与信息共享，使医疗大数据能够被有效采集、整合和存储，但由于医疗信息的多源异构特性，使其潜在价值和规律未得到有效体现，而医学信息技术能够实现对多源异构数据的处理与分析建模，挖掘并展示医疗大数据的潜在价值与规律，以辅助临床决策。

2.2.3　视音频传输技术

多媒体信息主要包括图像、声音和文本三大类，远程医疗过程中产生的图像、视频、音频等信号的信息量之大，是我们在传统的面向文字的应用中所不能想象的。因此，必须采用合理的数据压缩算法以实现在有限的带宽中及时准确地传输大量的数据。在远程医疗系统中，我们主要应用了 JPEG 压缩算法和 H.264 压缩算法。

H.264 是国际标准化组织（ISO）和国际电信联盟（ITU）共同提出的继 MPEG-4 技术之后的新一代数字视频压缩格式。H.264 是 ITU-T 以 H.26x 系列为名称命名的视频编解码技术标准之一。H.264 是 ITU-T 的 VCEG（视频编码专家组）和 ISO/IEC 的 MPEG（活动图像编码专家组）的联合视频组（JVT：joint video team）开发的一个数字视频编码标准。该标准最早来自 ITU-T 的称为 H.26L 的项目开发。H.26L 这个名称虽然不太常见，但一直被使用着。H.264 是在 MPEG-4 技术的基础之上建立起来的，其编解码流程主要包括 5 个部分：帧间和帧内预测（estimation）、变换（transform）和反变换、量化（quantization）和反量化、环路滤波（filtering）、熵编码（entropy coding）。

H.264 标准的主要目标：与其他现有的视频编码标准相比，在相同的带宽下提供更加优秀的图像质量。通过该标准，在同等图像质量下的压缩效率比以前的标准（MPEG-2）提高了 2 倍左右。

H.264 可以提供 11 个等级、7 个类别的子协议格式（算法），其中等级定义是对外部环境进行限定，如带宽需求、内存需求、网络性能等。等级越高，带宽要求就越高，视频质量也就越高。类别定义则是针对特定应用定义编码器所使用的特性子集，并规范不同应用环境中的编码器复杂程度。

H.264 的最大优势是具有很高的数据压缩比率，在同等图像质量的条件下，H.264 的压缩比是 MPEG-2 的 2 倍以上，是 MPEG-4 的 1.5～2 倍。举个例子，原始文件的大小如果为 88GB，采用 MPEG-2 压缩标准压缩后变成 3.5GB，压缩比为 25∶1，而采用 H.264 压缩标准压缩后变为 879MB，从 88GB 到 879MB，H.264 的压缩比达到 103∶1。低码率对 H.264 的高压缩比起到了重要的作用，与 MPEG-2 和 MPEG-4 ASP 等压缩技术相比，H.264 压缩技术将大大节省用户的下载时间和数据流量收费。值得一提的是，H.264 在具有高压缩比的同时还拥有高质量的、流畅的图像，容错能力强。H.264 提供了在不稳定网络环境下容易发生的丢包等错误问题的必要解决工具，同时 H.264 提供了网络抽象层（network abstraction layer），使 H.264 文件容易在不同网络（如互联网、CDMA、GPRS、WCDMA、CDMA2000 等）上传输。因此，经过 H.264 压缩的视频数据在网络传输过程中所需要的带宽更少，传输费用也更低。

2.2.4 云计算技术

云计算（cloud computing）是继 20 世纪 80 年代的大型计算机到客户端-服务器的大转变之后的又一巨变，是基于互联网的相关服务的增加、使用和交付模式，通常涉及通过互联网提供动态易扩展且经常是虚拟化的资源。云计算是分布式计算（distributed computing）、并行计算（parallel computing）、效用计算（utility computing）、网络存储（network storage technologies）、虚拟化（virtualization）、负载均衡（load balance）、热备份冗余（high available）等传统计算机和网络技术发展融合的产物。

（1）云计算的界定

"云"是网络、互联网的一种比喻说法，在网络图中一般将其描绘为"云"的轮廓，以表示跨越整个运营商骨干网（即拥有"云"的一方）到对方云端点位置的数据传输。过去往往用"云"表示电信网，后来也用其表示互联网和底层基础设施的抽象。现如今，云计算代表以虚拟化技术为核心的、以低成本为目标的、动态可扩展的网络应用基础设施，是近年来最有代表性的网络计算技术与模式。云计算甚至可以让人们体验每秒 10 万亿次的运算能力，如此强大的运算能力使其可以模拟核爆炸、预测气候变化和市场发展趋势。

对云计算的定义有多种说法，对于到底什么是云计算，至少可以找到 100 种解释。可以将云计算看作由硬件资源、部署平台和相应的服务等方便使用的虚拟资源构成的一个巨大资源池。现阶段广为接受的是美国国家标准与技术研究院（NIST）的定义，即云计算是一种按使用量付费的模式，这种模式提供可用的、便捷的、按需的网络访问，进入可配置的计算资源共享池（资源包括网络、服务器、存储、应用软件、服务），这些资源能够被快速提供，且只需投入很少的管理工作，或与服务供应商进行很少的交互。也可以将云计算定义为以虚拟化技术为核心，将共享的硬件、软件等资源抽象成一个巨大的资源池，通过互联网向任何地方的用户提供所需的资源。

云计算是使计算分布在大量的分布式计算机上，而非本地计算机或远程服务器中，企业数据中心的运行将与互联网更相似。云计算实现了通过网络提供可伸缩的、廉价的分布式计算能力，用户只需要在具备网络接入条件的地方，就可以随时随地获得所需的各种 IT 资源。这使企业能够将资源切换到需要的应用上，根据需求访问计算机和存储系统，这好比是从古老的单台发电机模式转向了电厂集中供电的模式。它意味着计算能力也可以成为一种商品进行流通，像煤气、水电一样，取用方便，费用低。而最大的不同在于，它是通过互联网进行传输的。

（2）云计算的服务形式

云计算包括 3 种典型的服务模式（图 2-2），分别是基础设施即服务、平台即服务、软件即服务。

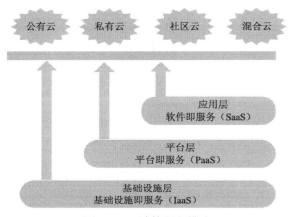

图 2-2　云计算服务模式

1）基础设施即服务（infrastructure-as-a-service，IaaS）：云计算中心可通过 IaaS 模式将其资源提供给客户，通过虚拟化技术，虚拟数据中心可以将相应的物理资源虚拟为多个虚拟的数据中心，从而在用户一端看到一个个独立的、完整的数据中心（虚拟的），这些虚拟数据中心可以由用户发起申请和维护。同时，这些虚拟数据中心还具有不同的资源占用级别，从而保证不同的用户具有不一样的资源使用优先级。IaaS 将基础设施（计算资源和存储）作为服务出租。

优势：节约费用，灵活，可随时扩展和收缩资源，安全可靠。

2）平台即服务（platform-as-a-service，PaaS）：PaaS 能给客户带来更灵活、更个性化的服务，这包括但不仅限于中间件作为服务、消息传递作为服务、集成作为服务、信息作为服务、连接性作为服务等。此处的服务主要是为了支持应用程序。这些应用程序可以运行于云中，并且可以运行于更加传统的企业数据中心中。为了实现云内所需的可扩展性，此处提供的不同服务经常被虚拟化。PaaS 厂商也吸引软件开发商在 PaaS 平台上开发、运行并销售在线软件。PaaS 把平台作为服务出租。

优势：开发、部署、维护和管理简单。

3）软件即服务（software-as-a-service，SaaS）：是一种通过 Internet 提供软件的模式。厂商将应用软件统一部署在自己的服务器上，客户可以根据自己的实际需求，通过互联网向厂商定购所需的应用软件服务，按订购服务多少和时间长短向厂商支付费用，并通过互联网获得厂商提供的服务。

SaaS 把软件作为服务出租。在 SaaS 模式下，企业不再像传统模式那样花费大量投资用于硬件、软件、人员，而只需支出一定的租赁服务费用，通过互联网便可以享受到相应的硬件、软件和维护服务，软件使用权和不断升级服务，这是网络应用最具效益的营运模式。同时，服务提供商对客户收取一定服务费用，一方面使软件达到最大利用率；另一方面也降低频繁使用客户的现场实施和维护费用，将更多的精力投入到技术及服务质量上，以便更好地通过有效的技术措施保障每家企业数据的安全性和保密性。

优势：简单易操作，初始投入成本低，免费试用。

（3）云计算的特点

1）超大规模："云"具有相当的规模，谷歌云计算已经拥有 100 多万台服务器，亚马逊、IBM、微软、雅虎等的"云"均拥有数十万台服务器。企业私有云一般拥有数百上千台服务器。"云"能赋予用户前所未有的计算能力。

2）按需服务："云"是一个庞大的资源池，能够提供快速、高效的资源和服务。"云"可以像自来水、电、煤气那样计费，用户可以根据需求去购买资源，通过互联网进行资源的申请、配置和调用；服务商能够及时地分配和回收相应的资源。"云"的规模可以动态伸缩，满足应用和用户规模增长的需要。

3）广泛的网络访问：借助互联网实现各个地方的用户对资源和服务的广泛访问，不需要有关软件和硬件的支撑，也不需要用户了解具体的物理位置，可以直接通过互联网或局域网进行访问。

4）可度量："云"可以提供一些抽象服务，如存储、处理等，通过这些抽象服务的计量能力优化"云"中资源的利用率，也可以监测和管理用户的资源使用过程。使用云服务的过程中，供应商和用户是透明清晰的。

（4）云计算的关键技术

1）虚拟化技术：是云计算基础架构的基石，可以将一台计算机虚拟为多台逻辑计算机，在一台计算机上运行多台虚拟逻辑机，每个逻辑机运行不同的系统，且各个逻辑机的运行空间相互独立不受影响。云计算为用户提供虚拟的硬件（如服务器、磁盘和网络等）和软件资源，支持用户在任意位置、使用各种终端获取所需的应用服务资源。所请求的资源来自"云"，而不是固定的有形实体。应用在"云"中某处运行，但用户无须了解，也不用担心应用运行的具体位置。用户只需要一台笔记本或者一部手机，就可以通过网络服务实现所需要的一切，甚至包括超级计算这样的任务，从而提高资源的利用率，简化系统管理，实现服务器整合。

Hyper-V、VMware、KVM、Virtualbox、Xen、Qemu 等都是非常典型的虚拟化技术。新发展起来的容器技术（如 Docker）是不同于 VMware 等传统虚拟化技术的一种新型轻量级虚拟化技术（也称为容器型虚拟化技术）。

2）分布式存储：集中式存储已经无法满足当前海量数据的存储需求，分布式存储便应运而生。分布式存储可以在廉价的个人计算机（personal computer，PC）上搭建起大规模存储集群，在有限的条件下满足海量数据存储的需求。云计算系统中广泛使用的存储系统是谷歌的 GFS（Google file system）和 Hadoop 的 HDFS（Hadoop distributed file system），其中 HDFS 是 GFS 的开源实现。

GFS 和 HDFS 都是采用分布式存储的方式存储数据，通过冗余存储的模式，也就是把文件块复制存储在几个不同的存储节点上，以此保证数据的可靠性。在实现原理上，GFS 和 HDFS 均采用主从控制模式，即主节点存储元数据、接收应用请求并根据请求类型进行应答，而从节点则负责存储数据。当用户访问数据时，首先与主节点进行指令交互，之后根据主节点返回的数据存储位置，再与相应从节点交互获得数据，从而避免主节点出现瓶颈。

3）分布式计算：海量数据对数据处理速度和效率提出了更高的要求，晶体管电路也已经逐渐接近其物理上的性能极限，摩尔定律也已经开始失效，中央处理器（CPU）处理能力再也不会每隔 18 个月翻一番。在此背景下，谷歌提出了并行编程模型 MapReduce，让任何人都可以在短时间内获得海量计算的能力，在多个机器上并行处理数据，这极大地提高了数据处理速度，同时可以满足人们对海量数据的批量处理需求。

对于云计算来说，集群节点间的并行更为常见和重要。集群中的节点一般是通过 IP 网络连接，在宽带足够的前提下，各节点不受地域和空间限制。因此，云计算中的并行计算也被称为分布式并行计算。

并行计算编程模型一般包括两类：一是在原有串行编程语言基础上引入并行控制机制，提供并行 API、运行库或者并行编译指令，这类模型包括 OpenMP、MPI，以及为人熟知的 MapReduce。二是并行编程语言，其语言本身就是基于并行算法的，相对影响比较大的主要有 Erlang。

4）海量数据管理技术：海量数据管理是指对大规模数据进行计算、分析和处理。以互联网为计算平台的云计算能够对分布的、海量的数据进行有效可靠的处理和分析。因此，数据管理技术必须能够高效地管理数据规模达 TB 级别甚至是 PB 级别的大量数据。

云计算系统中的数据管理技术主要包括谷歌的 Big Table 数据管理技术，以及 Hadoop 开发的 HBase 和 Hive。Big Table 是建立在 GFS、Scheduler、Lock Service 和 MapReduce 上的一个大型的分布式数据库；HBase 和 Hive 作为基于 Hadoop 的开源数据工具，主要用于存储和处理海量结构化数据。

5）多租户计算：多租户计算的主要目的在于使大量用户能够共享同一堆栈的软硬件资源，每个用户按需使用资源，能够对软件服务进行客户化配置，从而不影响其他用户使用。多租户的核心技术包括数据隔离、客户化配置、架构扩展和性能定制。

云计算可以改变人们未来的生活，但同时也要重视环境问题，这样才能真正为人类进步做贡献，而不是简单的技术提升。应用云计算技术建设远程医疗网络可以更加合理地配置医疗资源，减少硬件投资，突破时间和空间的限制。采用分布式存储方式，让原始的医疗影像和其他医疗信息仍然保存在各家医院自己的 PACS 系统或者一个区域性的远程医疗数据中心，采用先进的传输技术使远方的专家不仅能够从视频上对患者的病情进行会诊，还能实时研究患者的电子病历及 CT、MRI 等影像资料，从而做出正确的诊断。

2.2.5 物联网技术

（1）物联网的概念

物联网（internet of things）是新一代信息技术的重要组成部分，并与云计算、大数据有着千丝万缕的紧密联系。物联网是物物相连的互联网，是互联网的延伸。它通过射频识别（radio frequency identification，RFID）、传感器、全球定位系统（GPS）、激光扫描仪、微机电系统（MEMS）等信息传感设备，利用无线通信把任何物品连接起来进行信息交换和通信，形成人与物、物与物相连，实现信息化和远程管理控制。随着互联网技术中高速宽带通信的应用和 5G 时代的到来，基于现代网络的信息系统建设在我国医疗领域的应用日益广泛。物联网可以分为四层：感知层、网络层、处理层和应用层（图 2-3）。

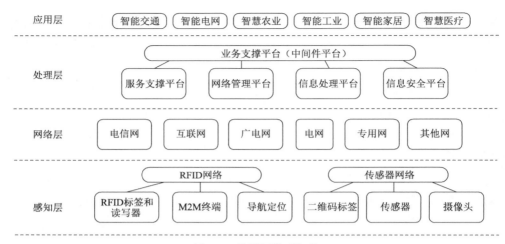

图 2-3　物联网体系架构

如果将物联网比喻为人体，感知层相当于人体的神经，能感知物理世界并采集物理世界的各种信息。感知层包含大量的传感器，如 RFID 标签与读写器、温度传感器、摄像头、GPS 设备等。网络层相当于人体的神经中枢，对信息进行传输。处理层相当于人体的大脑，起存储与处理的作用，包括数据存储、分析与管理。应用层即对数据的实际应用，直接面向用户，以满足用户的各种需求为目标。

（2）物联网的关键技术

1）识别和感知技术：RFID 技术是一种通信技术，可通过无线电信号识别特定目标并读写相关数据，而无须在识别系统与特定目标之间建立机械或光学接触。无线电信号是通过调成无线电频率的电磁场，把数据从附着在物品上的标签上传送出去，以自动辨识与追踪该物品。某些标签在识别时从识别器发出的电磁场中就可以得到能量，并不需要电池；也有标签本身拥有电源，并可以主动发出无线电波（调成无线电频率的电磁场）。标签包含了电子存储的信息，数米之内均可以识别。与条形码不同的是，射频标签不需要处在识别器视线之内，也可以嵌入被追踪物体之内。

无线传感器网络由许多分布在空间中的网络节点组成，网络节点之间利用无线通信技术进行通信，建立网络拓扑结构。网络节点使用传感器监控不同位置的物理或环境状况。基于无线传感器网络的远程医疗监护系统是一种现代化远程医疗监护系统，它将医疗传感器作为生理信息采集接口，利用无线通信技术把采集的生理数据传送到网关，再传送到远程监护中心，在远程监护中心对生理数据进行分析诊断，从而实现远程监控和远程医疗。基于无线传感器网络的远程医疗监护系统给患者带来了较大的活动自由。用户可以不受时间、地点的限制，随时随地得到医院监护中心的监护，在出现紧急情况时可以被及时发现并救治。无线传感器网络融合了传感器技术、无线通信技术和嵌入式技术。基于无线传感器网络的远程医疗监护系统是对传统医疗监护系统的优化和改进，也是医疗领域的一种应用发展趋势。

2）网络与通信技术：物联网中的网络与通信技术包括短距离无线通信技术和远程通信技术。短距离无线通信技术包括 ZigBee、NFC、蓝牙、WiFi、RFID 等；远程通信技术包括互联网、2G/3G/4G/5G 移动通信技术、卫星通信网络等。

3）数据挖掘与融合技术：物联网中存在大量不同来源、不同结构和不同类型的数据，如何实现这些海量多源异构数据的有效整合、处理和挖掘，是物联网处理层需要解决的关键技术问题。云计算和大数据技术的出现，为物联网数据存储、处理和分析提供了强大的技术支撑。

（3）物联网在医疗中的应用

物联网技术的发展促使医疗设备、材料和患者的数据采集更加方便、快捷和准确。基于物联网技术的智能远程监护系统将能够对远程产生的所有影像、文字、图片等资料进行采集和保存，也能够采集医生在远程医疗过程中所采取的医疗行为。同时，还能够对远程医疗前后患者身体所产生的生理反应等信息进行智能对比和分析。患者可以查看远程医疗的所有数据，实现远程医疗过程的可视化和智能化。

基于物联网技术的远程医疗可以实现对患者全方位、全天候的智能监控，并对患者的生理数据进行实时采集，一旦出现异常现象，系统会立即报警。同时，这种智能监护不会严格限制患者的行动自由，患者可以在有效监测范围内随意活动，患者一旦离开监测范围，系统则会报警提醒，同时会将相关数据发送给医生、护士和监护人，从而使医生、护士和监护人在第一时间采取应急措施，避免患者出现意外。

物联网技术的出现将提高协调作业过程中的信息化、自动化和智能化水平，从而实现最终的智能协同，降低出错率，使医院和医院之间、医院内部的协同作业能力得到提升，提升医院的响应速度和效率，对于挽救患者的生命具有重要意义。智能远程监护系统可以根据采集的相关数据在系统数据库中进行智能匹配和选择相对应的医疗解决办法，智能提示应该采取的医疗措施和注意事项。同时，在进行远程会诊时智能推荐医疗解决方案，以及对专家的解决方案进行记录并自动完善。

物联网技术应用于区域应急救援，可实现物资与人员的识别和实时定位、伤员生理信息采集与传输、基于移动手持设备的实时信息传输与交互，以及应急救援资源整合、信息集成与指挥决策，从而辅助救援行动、提高救援效率。物联网技术被用于社区应急医学救援体系构建，平时利用健康小屋监测社区居民的生活环境、健康状况，并为其建立健康档案，进行应急教育和宣传；当居民发生突发事件时，利用基于个体/家庭的紧急时间报警系统帮助社区的医疗服务人员实行紧急处置和就地救助，提高反应速度，争取救援时间。

远程医疗系统通过物联网技术可以对患者的各种生命体征信息进行远程实时监护，并通过定位识别技术将获取的资料作为急救过程中院内专家指导、病情评估、救治方案和资源规划等各项救护工作的依据，提高急救成功率。

远程医疗主要利用物联网技术实现对医疗行业的资源整合，优化社会医疗卫生资源配置，提供具有个性服务、全面感知、智能监控等特点的智能远程医疗服务。基于物联网技术的智能远程医疗系统在未来的应用范围非常广泛，如按照应用场景可以应用于以下方面：①家庭保健康复；②医疗机构；③职业监控；④灾害救治。同时，按照应用人群可以应用于：①新生儿、孕妇和产妇；②心脏病、糖尿病和高血压等高危慢性病患者；③患有老年痴呆等疾病的意识不清晰的老年人；④运动员等需要实时监控的特殊人群。

（4）基于物联网的远程医疗的特点

1）实时性：用医疗传感器对患者的生理信息进行采集，并立即将采集后的生理信息传送到系统的监控中心，使医生可以及时了解患者的生理状况。生理参数被实时评估，从而得出判断结果，并将判断结果立即反馈，使患者实时了解自己的身体状况。

2）地域上的灵活性：利用移动通信技术，可以在一定的范围内布置监控节点，形成一个无线监控范围，患者穿戴上传感器后可以在这个监控区域内较自由地活动而不影响监护。

3）易于检测性：患者可以方便地穿戴监测装置。对于以前难以检测的项目，可以方便地检测。一些微型化的传感器可以置入人体内，在监控期间不用取出。不用每次手术，从而减少了对人体的伤害。

4）智能化：无线传感器医疗监护系统有自动检查机制和警告系统，系统会对患者的生理信息进行自动检查处理，通过自动检查可以了解当前患者的信息是否正常，如果不正常可以采取进一步的处理。

5）人性化：基于无线传感器网络的远程医疗监护系统可以进行远程监护、远程诊断，使患者可以在家里休养、活动，同时也使医生不必时时监守，这就减轻了患者和医护人员的体力负担及精神压力。

基于物联网技术的智能远程医疗系统将随时随地产生大量、多样、高速和有价值的数据，智能远程医疗的大数据时代随之产生。如何对海量数据进行深入分析和数据挖掘，实现和提供随时随地的决策支持，云计算无疑成为重要选择，利用分布式计算机的特点实现按需服务。因此，大数据和云计算的技术成熟度与应用程度将成为智能远程医疗的关键因素之一。

2.3　平台思维下的远程医疗服务系统

2.3.1　平台化

（1）引入平台化背景

面向对象设计思想和重构理论，强调在软件开发过程中尽量不去修改已有代码，而是采用增量式开发方式，从而避免在对已有代码进行修改的同时，引入新的软件错误（bug）。成熟的软件在代码编写完成后，需要进行系统测试，通过测试发现和解决代码中存在的 bug。当代码编写完成并通过系统测试后，可以认为这段代码是没有 bug 的，是稳定的。如果对这段已经稳定的代码进行二次修改，那这种稳定状态就会被打破，也就无法保证这段代码的正确性，从而必须要重新对新修改的代码进行系统的、全面的测试，才可以重新说明这段代码是稳定的。

然而，在实际的商用软件开发过程中，一系列外在因素会影响该过程，例如，软件开发进度紧张、人员离职等。在这种情况下，只有提高软件开发效率，不要引入未知的风险元素，即上述的增量式开发理论。通过增量式软件开发过程，可以减少不必要的软件测试工作，也可以降低对已有代码引入新 bug 的风险。这也是软件工程中所提倡的"高内聚、低耦合"的核心思想。

（2）平台化概念

为什么要强调软件架构设计？Martin Fowler 的《敏捷软件开发：原则、模式与实践》指出，平台应该是在一定的需求范围之内，封装了为实现这些需求而必须具备的一些基本功能和执行逻辑的软件框架。这个框架是和具体的业务无关的，仅仅定义了一些为实现这些业务而必须具备的接口，并通过这些接口搭建起一个完整的、可运行的软件框架。在这个平台之上，可以根据不同的需求，实现平台定义的接口，以实现具体的业务。

（3）平台化分类

从平台的发展历史来看，大致经历了从操作系统平台到数据库平台，再到业务基础平台的发展过程。总体上，平台被分为两类：一类是基于技术层次的基础架构平台，另一类是基于业务模型的应用平台。两者之间的差异主要表现为基于技术层次的基础架构平台是传统中间件的延伸，它组建了一个各种应用的统一技术支撑环境；基于业务模型的应用平台从应用需求出发，把工作流、内容管理等组合在一起，提供了一个支持应用开发的平台。

有专家提出，基于业务模型的应用平台还有细分的必要。因为基于业务模型的应用平台同样可以有两种实现方法。比如，第一种做法可以从具体业务出发，深入分析应用需求，提出业务模型，再建立技术实现平台；第二种做法是把应用的共同技术特征抽象出来，基于组件式的开发技术建立平台。举例来说，在管理软件平台中，第一种做法可以建立人员组织模型、流程管理模型等，这是与 IT 技术无关的，然后通过软件建模满足不同的个性化管理需求；而第二种做法是把 ERP、CRM、OA 等模块均需要的一些技术如工作流引擎放入平台中，通过底层调用简化开发。

不管是哪种平台，它们有两个共同的优势：一是复杂的软件系统通过分层的办法简化了应用系统的实现方法，同时照顾了用户的个性应用；二是充分实现了软件业界的合力，分工协作，共享成果。同样，发展平台产品的精要也在于两个方面：既要在满足个性化需求的前提下尽可能简化开发，又要获得业界广泛的支持，甚至形成自我为中心的"产业链"。

平台产品除了为客户应用提供运行环境（核心）支撑之外，还需要业务框架、标准应用模块，同时还需要提供开发工具。为使应用系统快速适应业务变化和深度满足客户需求，由此带来的技术开发的复杂性是平台厂商首先应正视的问题。

作为平台型软件产品，必须具备非常灵活的产品架构，在保证主体框架不变的前提下，让用户可以方便地进行改动，并通过一系列的技术简化手段使用户在二次开发或配置时周期更短、成本更低。

平台还要求面向框架、业务对象重用、与技术无关、与数据无关等先进设计与开发技术。这些技术可大大降低客户实施的难度，为客户实施应用的成功打下基础。

综上所述，平台化就是要把软件开发人员从纷繁的开发工作中解放出来，让他们可以把主要精力都集中到业务相关功能的开发上来，提升开发效率，这就是平台化的目的。

2.3.2　构建基于平台化远程医疗系统的基本原则

引入平台化就是为了提升系统运行效率。构建基于平台化远程医疗系统的基本原则可以从以下 3 个方面入手。

（1）所有远程医疗服务接口必须自底而上设计，并对外开放

成熟的平台化系统都采用自底而上设计，是开放的。通过这种设计原则，平台服务才会有很高的利用率。基于平台化的远程医疗系统对任何接入端都可接入，平台是利益共享的。平台化的远程医疗系统可以对内开放，也可以对外开放。

（2）建立远程医疗生态，给上下游带来益处

在 PC 时代，新兴领域的生态极易建立，而领域内的领导者只需关注领域内的技术创新即可，以争取最大化用户量，创造更多价值。但是，从生态的角度而言，一定要关注上下游的情况，如果没有考虑到上下游情况，领域内的生态就会出现问题。领域领导者处在生态的中心，也一定会受到负面影响。

在移动互联网时代，远程医疗领域需要自己建设生态。构建基于远程医疗的生态，"共赢"将是关键所在，要让平台上的参与者在这里有利可图、繁荣发展。如果不以生态思维去建设平台，即使远程医疗规模很大，但内容提供商等提供方无法生存，参与者将不会愿意共同建设这个平台，平台建设者也将无以为继。

要想建设一个好的远程医疗领域生态，就要以服务的心态、共赢的生态思维进行运营上的创新。在构建远程医疗领域平台时，平台建设者要改变传统的思维方式，使每一个步骤对自己有利、对上下游参与者也有利。平台建设者要让参与者认识到，这些步骤将为他们带来利益。

建立远程医疗领域生态一定要考虑给上下游带去足够大的、比其他生态更多的益处，只有这样平台才能可持续发展。并且，远程医疗领域技术还不够成熟，行业规范尚不健全，还需要在运营上下功夫。

（3）建立独特的远程医疗领域生态

生态是相互的，良性的生态应能为平台建设者及上下游参与者都带来益处。只有这样，生态才可以运转起来。

产品容易复制，生态却无法模仿，其将构成远程医疗领域最重要的竞争力。

2.3.3　远程医疗信息系统总体架构

基于私有云平台的远程医疗系统是采用云计算技术，通过服务的模式，为区域内医疗机构、卫生管理部门、接入医院、医护人员、患者、城乡居民、远程医疗行业研究人员等各类机构和人员，提供以远程综合会诊、远程影像诊断、远程心电诊断、远程医学教育、远程预约、远程双向转诊、远程重症监护、远程病理

诊断、远程手术示教、远程查房、远程急救、健康管理等为主体的医疗、教学、科研和管理服务的共享与协作平台。下文从远程医疗信息系统总体架构和郑州大学第一附属医院远程医学中心（河南省远程医学中心）基于私有云平台的远程医疗系统总体架构两个方面阐述远程医疗系统架构。

　　远程医疗信息系统总体架构首先是从远程医疗信息系统管理和服务角度对业务覆盖范围内的过程、环节抽象和建模；其次是强调以业务驱动为前提，以统一应用为目的，以集中管理为目标；最后才能设计出满足省级医院、市（县）级医院和基层社区卫生服务机构等卫生机构的统一应用要求及业务发展需求相融合的远程医疗信息系统，以达到适应远程医疗业务的高效运转，实现远程医疗信息系统管理创新、服务创新和业务流程优化的目标。

　　远程医疗信息系统由两级远程医疗监管与资源服务中心、三级医疗机构终端站点、一个专用业务网络及一套应用系统等组成，如图2-4所示。

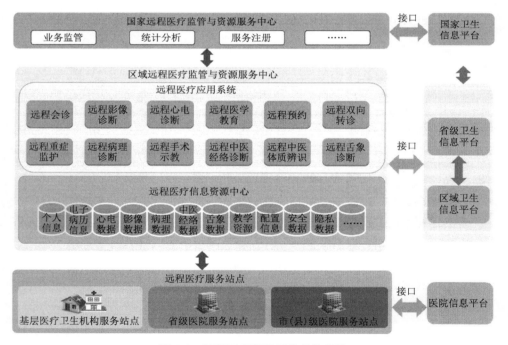

图2-4　远程医疗信息系统总体架构

（1）两级远程医疗监管与资源服务中心

　　两级远程医疗监管与资源服务中心分别为国家远程医疗监管与资源服务中

心、区域远程医疗监管与资源服务中心。两级远程医疗监管与资源服务中心在整个体系中属于后台管理的角色，是整个远程医疗信息系统的核心管理要素。国家远程医疗监管与资源服务中心的主要作用是业务协调和监管，从宏观上指导和监管各级远程医疗系统的建设与运营情况，提出整体建设规划与改进措施，实现全国远程医疗资源的合理调配和统一管理。远程医疗信息系统部署如图 2-5 所示。

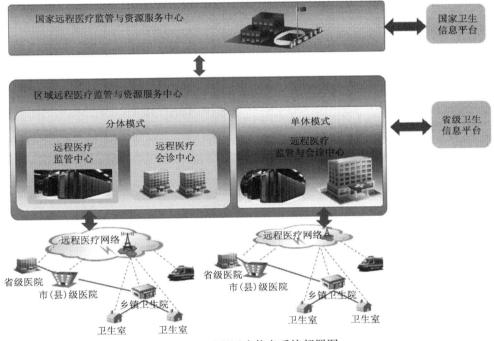

图 2-5　远程医疗信息系统部署图

设立区域远程医疗监管与资源服务中心，其主要作用在于：①提供统一业务应用平台，协调医疗资源并支撑具体远程医疗应用，并为建立特色医疗服务平台提供条件，如疑难重症专科会诊系统、应急指挥系统等；②履行监管职责，指导和监督本区域内各级远程医疗系统的建设与运营情况，建立与国家监管服务中心的信息互通，组建全国统一的服务与监管网络。

（2）三级医疗机构终端站点

三级医疗机构终端站点分为省级医院服务站点、市（县）级医院服务站点、基层医疗卫生机构服务站点。根据国家远程医疗监管与资源服务中心、区域远程医疗监管与服务中心、远程医疗应用系统等的需求，需要对各省级医院、各市（县）级医院、基层医疗卫生机构配置相应的图像采集设备、视音频终端、医疗数据采集和显示设备，以及医生工作站。各级医疗机构作为远程医疗终端站点，具体实施与承载各项医疗业务服务，进行各类医疗信息交互，共享各类医疗资源，并保障业务活动中的服务质量与医疗安全。

（3）一个专用业务网络

远程医疗信息网络以国家远程医疗监管与资源服务中心为骨干网络的核心节点，向下接入省级医院、市（县）级医院、乡镇卫生院、社区卫生服务中心、救护车等业务单元，实现入网机构互联互通。接入机构为远程医疗信息系统的基本组成单位，通过专线、MPLS VPN、Internet、4G/5G、卫星等多种手段接入省级中心。

（4）一套应用系统

应用系统是由区域远程医疗监管与资源服务中心、远程医疗信息资源中心、九类远程医疗应用子系统组成的软硬件与业务应用一体化的体系。

（5）接口

远程医疗信息系统与国家卫生信息平台、省级卫生信息平台、区域卫生信息平台及医院信息平台通过接口实现互联互通，信息共享。

2.3.4　河南省远程医疗系统总体架构

本部分从平台化的基本设计原则入手，描述平台化的五大基本设计原则，最后详细描述郑州大学第一附属医院远程医学中心（河南省远程医学中心）基于私有云平台的远程医疗系统总体架构。

（1）设计原则

1）整体性原则：一致设计、避免瓶颈。在设计基于私有云的远程医疗系统中，应综合考虑各个业务的需求及相关 IT 平台的设计，设计出满足业务需求的、各个信息系统性能一致的信息化系统，保障良好的业务质量。

2）先进性原则：立足业务、适度超前。切合远程医疗的运营、管理等业务实际需求是远程医疗系统设计的重要前提，采用成熟、适用的计算机网络技术，同时需要考虑今后的技术发展趋势，适度超前，采用新技术、新装备，加强技术创新，以不断提高医院信息化建设和应用水平。

3）稳定性、可靠性、可用性原则：高可靠性是远程医疗系统的关键诉求，其可靠性设计包括关键设备冗余、链路/网络冗余和重要业务模块冗余、双中心冗余。关键设备均采用冗余设计，包括冗余的控制模块设计、冗余电源设计。网络连接捆绑，网络设备采用集群虚拟化等先进技术，打造高稳定性、可用性强的基于私有云平台的远程医疗系统。

4）可维护、可管理性原则：远程医疗系统的可管理性是整个 IT 系统易于运维的基础。应提供低成本、简单有效的统一网管系统，对院内网络设备及其他所有 IT 设备进行管理，包括网络拓扑显示、网络状态监控、故障事件实时预警和告警、网络流量统计等。

5）开放性与标准性原则：信息技术会不断发展更新，医疗体系会不断采用新的信息系统来提升效率、改善服务，设备也有升级换代、跨厂商设备兼容等需求，因此整个远程医疗系统平台必须具备开放性、标准性。郑州大学第一附属医院远程医学中心（河南省远程医学中心）的基于私有云平台的远程医疗系统采用的主要技术、设备、接口和协议均满足国家标准、行业标准或业内主流技术与标准，为今后的系统扩展和设备更新奠定了良好的基础。

（2）河南省远程医疗系统总体架构

河南省远程医疗系统依托于郑州大学第一附属医院，已经建成远程医疗平台第一中心，形成连接 120 所县级医院的基本远程医疗体系。河南省远程医疗系统在已有第一中心的基础上将建设省级平台第二中心，同时建成涵盖 18 个市级医院的二级分中心，将 18 个市级医院纳入全市远程医疗体系；扩展覆盖乡镇等基层医疗机构，整体形成省、市、县、基层机构四级远程医疗服务平台。河南省远程医疗系统的总体框架如图 2-6 所示。

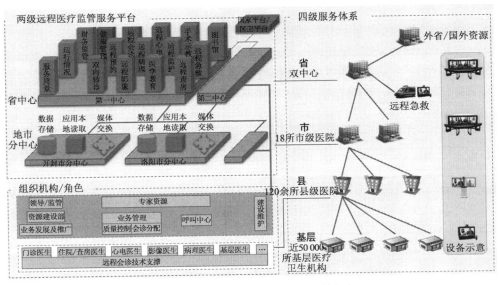

图 2-6　河南省远程医疗系统的总体框架

  河南省是我国人口大省之一，为了使以后的业务扩展到基层，为基层提供优质的服务，整个省级远程医疗平台将按两级分级建设的思路进行建设。省一级中心建成主备双中心，其中第一中心设置于郑州大学第一附属医院，第二中心选择同城或异地进行建设；两级平台共同提供远程医疗业务服务。其中一级平台服务于全省远程医疗业务，与上对接国家远程医疗监管与资源服务中心，与内对接河南省区域卫生信息平台及医疗急救平台。

  对于省内的远程医疗服务站点，通过省、市、县、基层四级医疗机构进行建设，直接将医疗服务延伸到最末端。河南省医疗机构众多，可采用分期建设模式逐步覆盖全省。省级中心郑州大学第一附属医院和市级医院组成远程医疗服务提供医院，共同为全省的远程医疗提供服务。其中郑州大学第一附属医院及各二级分中心的建设医院，既要承担本省/市范围内远程医疗监管与服务职能，也要承担远程医疗服务站点的职能。

  在远程医疗业务上，郑州大学第一附属医院与市级医院形成远程医疗资源池，为全省提供远程医疗服务，县级医院、各基层医疗卫生机构按卫生业务行政关系进行业务交互，如图 2-6 所示的树状业务归属。下级的服务站点在远程医疗过程中可向上级服务站点提出申请，如远程会诊、双向转诊等。申请数据和流程由就近的二级分中心接入，同时根据不同的业务，二级分中心向一级中心申请资源或上报执行结果，所有数据及流程最终都会在一级中心被完整记录，二级分中心负责记录本地的数据和业务。

  在系统对外连接互通上，由一级中心同国家远程医疗监管与资源服务中心互通，从而实现与其他省（自治区、直辖市）级（如新疆）、市级（如大连）远程医疗平台的互通。同时，整个远程医疗信息系统与河南省区域卫生信息平台及急救系统进行对接，实现数据的共享交互。例如，可通过远程医疗信息系统就急救车内的医疗数据、实时视音频数据与急救中心、急救医院进行互动。

  数据存储及业务流程的进一步说明：大量的影像、心电、病理等数据首先由本地接收业务的二级平台进行存储和调用，实现"本地化"以满足快速的业务存取体验，同时业务也由此实现自然的负载均衡；省级中心记录所有业务相关数据的主索引，方便调阅、查看、共享；同时，可根据需要将市级分中心的数据全部或者按一定的时间期限集中存储于省级中心，一方面实现数据的两级冗余保护，另一方面方便未来的大数据分析处理。

本 章 小 结

本章首先对远程医疗及远程医疗信息系统的概念及内涵进行了界定；其次，对远程医疗服务的主要支撑技术进行了概述，包括远程通信技术、医学信息学技术、视音频传输技术、物联网技术和云计算技术；最后，分析了平台化技术的内涵及关键技术，进一步构建了远程医疗信息系统总体架构，并以河南省远程医疗系统总体架构为例进行了详细的阐述。

参 考 文 献

岑绍艳, 2003. 医学信息系统在医院管理中的作用[J]. 华北理工大学学报(医学版), 5(6): 803.

陈新河, 2005. 无线射频识别(RFID)技术发展综述[J]. 信息技术与标准化, (7): 20-24.

程春蕊, 刘万军, 2009. 高内聚低耦合软件架构的构建[J]. 计算机系统应用, 18(7): 19-22.

戴元顺, 2010. 云计算技术简述[J]. 信息通信技术, 4(2): 29-35.

丁明石, 吕扬生, 2003. 采用移动通信技术的远程医疗研究进展[J]. 中国医疗设备, 18(12): 29-32.

董天舒, 张梅奎, 2017. 医院预约挂号模式在远程会诊调度环节的运用与思考[J]. 中国医院管理, 37(1): 40-41.

顾海, 吴迪, 韩光曙, 等, 2019. 我国区域远程会诊服务平台构建研究[J]. 中国卫生政策研究, 12(7): 65-69.

关欣, 刘兰茹, 朱虹, 等, 2019. 美国远程医疗对我国创新实践的启示[J]. 中国卫生事业管理, 36(8): 565-568.

金桂秋, 张可经, 崔大祥, 2001. 远程医疗的现状及未来应用方向分析[J]. 西南国防医药, 11(3): 211-213.

康晓东, 叶颖, 2000. 远程医学接入方式的比较及 ISDN 的应用研究[J]. 医疗卫生装备, 21: 24-26.

李广友, 2006. 软件平台化推动中国软件产业链发展[J]. 程序员, (10): 38.

李卓伟, 鲁士文, 2001. 面向 PSTN 的远程医疗系统[J]. 计算机工程与科学, 23(6): 64-66.

梁佳宁, 汪卓赟, 周典, 等, 2015. 医疗机构远程医疗会诊初探[J]. 中国卫生事业管理, 32(4): 257-259.

刘志国, 2005. 医学信息学教学的实践与探索[J]. 医学情报工作, 26(3): 225-227.

吕振斌, 2008. 基于 H.264 的远程医疗视频码率控制算法研究[D]. 南京: 南京航空航天大学.

芮可发, 郎西桂, 2002. HFC 数据通信系统的设计与实现[J]. 计算机与现代化, (11): 23-25.

史长生, 支朝朋, 杜洪良, 2014. 4G 通信技术在远程医疗中的应用[J]. 中国医疗设备, 29(7): 77-78.

孙晓勇, 聂斌, 韩中东, 等, 2004. 医学信息学研究进展[J]. 上海医学, 27(9): 701-703.

田军章, 唐浩, 张进, 2013. 基于物联网及远程医疗的新型应急救援系统[J]. 中国医疗器械信息, (6): 25-27.

王卫, 刘春根, 陈维平, 等, 2008. 远程医疗系统与数字化技术的发展及应用[J]. 中国组织工程研究, 12(48): 9561-9563.

卫兵, 张磊, 李斌, 等, 2014. 基于物联网的新型远程医疗监护系统的设计与研究[J]. 宿州学院学报, 29(6): 74-77.

谢蔚, 2001. 几种数据通信网络交换技术的异同[J]. 现代通信, 10: 14-15.

徐一新, 应峻, 董建成, 2006. 医学信息学的发展[J]. 中国医院管理, 26(3): 30-32.

殷东涛, 赵文龙, 杨竹, 2017. 移动医疗视角下的远程会诊模式研究[J]. 卫生经济研究, (9): 59-62.

张渝, 王放, 李初民, 2006. 基于卫星通信的远程医疗[J]. 医疗设备信息, 21: 54-55.

周正贵, 2013. 基于物联网技术的远程医疗系统设计[J]. 重庆科技学院学报: 自然科学版, (3): 140-142.

朱洪波, 杨龙祥, 朱琦, 2011. 物联网技术进展与应用[J]. 南京邮电大学学报: 自然科学版, 31(1): 1-9.

Elden Nelson, 熊节, 2002. Martin Fowler 谈敏捷开发[J]. Internet 信息世界, (12): 23-25.

Loew LM, Schaff JC, 2001. The Virtual cell: a software environment for computational cell biology[J]. Trends in Biotechnology, 19(10): 401-406.

Mell P, Grance T, 2010. The NIST definition of cloud computing[R]. National Institute of Standard and Technology, US Department of Commerce.

Pandy MG, 2001. Computer modeling and simulation of human movement[J]. Annu Rev Biomed Eng, 3: 245-273.

Whitten P, Holtz B, Krupinski E, et al, 2010. Challenges of the rural healthcare pilot program broadband initiative[J]. Telemedicine Journal and E-health, 16(3): 370-372.

3

基于管理学视角的远程医疗服务价值分析

　　管理具有自然属性和社会属性。管理的自然属性是指管理所具有的有效指挥共同劳动，组织社会生产力的特性，它反映了社会化大生产过程中协作劳动本身的要求。管理作为与社会生产力相联系的客观存在，具体表现为它是一种对人、财、物、信息等资源加以整合与协调的必不可少的过程；它是社会劳动的必然要求，资源的整合利用与人的分工协作都离不开管理。管理有着很多客观规律，管理活动只有尊重和利用这些规律才能取得成效。管理也是一种生产力，故管理的自然属性也称为管理的生产力属性。管理的社会属性是指管理所具有的监督劳动，维护生产关系的特性。这种活动的中心问题是"为谁管理"，它为统治阶级服务，则体现着生产资料所有者指挥劳动、监督劳动的意志。它与生产关系和社会制度相联系，则其既是一定社会制度的体现，又反映和维护一定的社会制度，其性质取决于社会制度的性质，在不同的社会制度中有不同的社会属性。管理活动都是在特定的社会生产关系下进行的，都必然体现一定社会生产关系的特定要求，为特定的社会生产关系服务，从而实现其调节和维护社会生产关系的职能，因此管理的社会属性也称为管理的生产关系属性。

　　管理的自然属性离不开其社会属性，它总是存在于一定的生产关系和社会制度中，否则，它就成了没有形式的内容；而管理的社会属性也离不开其自然属性，否则，它就成了没有内容的形式；二者又是相互制约的，管理的自然属性要求社会具有一定的生产关系和社会制度与其相适应，而管理的社会属性的不断变化必然使管理活动具有不同的性质。

3.1 远程医疗价值的简要分析

远程医疗服务系统的构建和运行将对医疗卫生事业的发展、医疗与科技的结合、服务基层群众和医疗机构、提升大医院综合竞争力等产生积极的推动作用，其价值主要体现在技术、经济和社会 3 个方面。

3.1.1 技术价值

远程医疗服务系统建设涉及通信技术、视频传输技术、数据库技术、物联网技术等，目前相关技术发展成果已经为远程医疗服务系统建设奠定了良好基础。在国外，相关视频传输、医疗影像处理、通信技术等已相对成熟，并在远程医疗领域得到了应用。在我国，相关信息技术公司已经开发了大量有效的视频会议系统、数据处理及管理技术，并在一些地区实现了远程医疗的初步应用，这都为远程医疗服务系统的建设奠定了基础。

当前我国远程医疗虽有一定的发展，但离真正建立完善的系统并实现实践应用还有一定距离。远程医疗服务系统的构建在吸收相应技术成果的基础上实现了基于平台化的远程医疗服务系统的技术集成、设备选型、软件选型与开发，并积极采用物联网技术等新技术，推动远程医疗的进一步发展，对于形成我国远程医疗的建设标准和相应路径具有重要的技术启发作用。

3.1.2 经济价值

远程医疗服务系统的建设对医疗水平落后地区的患者、医生、相关医院等都将产生显著的经济效益。李艳等 2009 年对黑龙江省远程医疗的使用情况进行研究，结果表明远程医疗的经济效益非常明显，主要体现在以下 5 个方面。

（1）患者就诊就医费用节约数额大。患者在当地通过远程医疗就能得到大、中型城市医院医疗专家的会诊诊断，可以节约来回的交通费、住宿费、医疗诊断费。

（2）对于基层医院而言，远程医疗将一批患者留在基层医院会大大提升经治医院的收入水平。一般县级医院住院费用为 3000～5000 元/人，每年通过远程医疗会诊将产生 25 万～45 万元的经济收入。据此推算，河南省远程医疗服务系统的建设和运行每年将为县级医院带来 3 亿以上的收入增长。

（3）对于基层医生而言，既节约了培训费用，又通过远程医疗服务系统的培训和学习提高了医疗水平。根据医疗行业规定的各级医生要在 3～5 年进行临床医疗技术的继续教育，以适应医疗技术水平发展的要求，仅就医生培训而言，1 名医生进修，医院一般要支付 5000 元以上的进修费，以及人员工资、差旅和误餐补助费等。同时，经过远程医疗，经治医生带着实际问题进行会诊、咨询，有助于学习和掌握新的、较为先进的诊断方法，其医疗技术水平可得到多方面的提高。

（4）对于专家会诊医院而言，远程医疗服务系统的运行将产生显著的经济效益。专家通过远程会诊为广大基层医院患者解决疑难重症的诊断，无疑增加了自身的知名度。有学者指出 10%～20% 的疑难重症患者需要转院治疗，给专家会诊医院带来了直接经济收益。同时，通过远程医疗会诊，一些患普通疾病者就可以在基层医院治疗，疑难重症患者转入中心医院诊治，直接提高了医院床位的经济收益率，以此扩大到河南省远程医疗服务系统，其经济效益是广泛而实在的。

（5）从国家医疗卫生事业发展的角度来看，通过远程医疗会诊，可使更多的患者得以双向转诊，既可缓解农村医疗资源不均衡的问题，又可为国家节省大量的医疗资源，减少国家医疗保险资金的投入。

3.1.3　社会价值

建设远程医疗服务系统对全国医疗卫生事业的发展具有重要的现实意义。

（1）有助于基层群众获得卫生资源优质地区先进的医疗服务，缓解社会医疗资源分布不均衡的现象。通过平台化远程医疗服务系统的开发和利用，可突破地域、时间的限制，将优质医疗资源和先进医疗技术向本地区医疗机构延伸，实现医疗资源共享和优势互补，这对缓解医疗资源分布不均衡具有积极作用。

（2）有助于构筑基于临床案例的新型医学教育渠道，提高基层医疗机构和医疗卫生人员的医疗技术水平。通过平台化远程医疗服务系统的开发和利用，可改变医护人员传统的继续教育模式，医护人员可以在工作岗位上实现医疗技能的培训和学习。通过远程会诊，以及针对临床案例的专家一对一指导和双方医生的案例讨论，可丰富基层医生临床实践经验，在潜移默化中提升基层医护人员的医疗技能。此外，通过远程教育，实现了专家和基层医护人员远程一对多指导，减少了不必要的时间和交通成本。

（3）有助于建立对突发公共事件的适时响应与危机处理机制。基于平台的远程医疗服务系统对突发公共事件、特殊环境下的伤员救治工作可提供有效的支持。在这种特殊环境中建立的应急机动网络医疗服务平台可以不受地面通信条件的影响，迅速构建与后方医疗机构及卫生管理部门的联系，将事件发生地区以外的各类医疗卫生资源集中到事发现场，对提高事发地的疾病预防、治疗和应急救治水平，控制传染病源和切断传播途径，以及加强医务人员的安全防护，最大限度地挽救人民群众、医护人员的生命具有积极作用。

（4）平台化的远程医疗服务系统建设将使一大批农村基层患者得到高质量医疗卫生服务，同时，相当数量的农村基层医疗卫生人员将接受高质量的医疗卫生知识和技能培训。

综上所述，建设平台化的远程医疗服务系统对于优化区域内医疗卫生资源、提高医疗卫生服务效率、提高医疗机构的服务能力、更好地满足区域内人民的医疗需求等都将产生积极推动作用，社会效益显著。

3.2　远程医疗服务的价值网络分析

3.2.1　价值网络

Porter 于 1985 年提出"价值链"这一概念，他关注产业内各个企业如何在价值链的各个环节中创造价值。国内外学者在此基础上扩展了价值链的相关研究，提出了虚拟价值链的观点，成为价值网络理论的基础。价值创造和价值转移嵌于供应链中，用于分析企业的交易行为。供应链理论对管理成本的重视促进了企业成本的降低和交易速度的加快，而需求链理论指出企业应更加重视能力和成本。不论是供应链理论还是需求链理论，企业的竞争发展不再发生在单个企业之间，而是发生在整个供应链之间。

随着全球化进程加快，企业在激烈的竞争市场中必须保持不断的创新，而价值链思想仅仅局限在单向的、静态和缺乏创新的价值过程中，传统的价值链理论认为价值是从产业的上游向下游转移和积累的，在跨产业的情境下（如制造业和服务业的融合），产业链的概念逐渐弱化，价值由网络内的参与者共同创造。因此，在新形势下就需要对传统的价值链进行分拆、延展、模块化和重组，这一过程呈现出的网络化特征就是价值网络模型所特有的特征。

价值网络是以经济联系为纽带而形成的信息共享、价值创造的体系，是企业为创造资源、扩展和交付产品或服务而建立的合作伙伴关系的系统。价值系统包括企业的供应商、供应商的供应商、其下游客户和最终客户，以及其相关的价值关系。价值网络以筑构企业竞争优势为导向，通过并购、战略联盟等手段，将行业内、行业间基于能力要素的合作伙伴都纳入到价值创造体系中，通过知识、资源及能力的共享与整合达成专业化分工模式下的价值传递机制，从而具备网络经济、规模经济、风险对抗、黏滞效应和速度效应的五种基本竞争优势效应。价值网络关系图如图 3-1 所示。

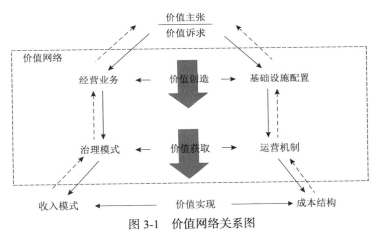

图 3-1　价值网络关系图

价值网络主要由四部分组成：价值主张、价值创造、价值获取和价值实现。首先，为了满足客户需求，企业应有自己的价值主张，并围绕企业的价值主张进行价值创造，包括确定经营业务与基础设施的配置，进而确定企业的治理模式和运营机制，以保证企业的正常运转，并从中获取相应的价值，之后企业形成特有的收入模式和成本结构，实现企业的最终价值。

3.2.2　远程医疗服务的价值网络

远程医疗服务面向各级远程医疗机构服务站点，由远程医疗的行政监管部门进行监督管理，系统运行维护部门提供技术支撑，服务运营部门提供基础保障，专家为基层医生提供远程医疗服务，专家和基层医生共同为患者提供服务，其价值网络可以分为行政监督主体、系统运行维护主体、服务运营主体、业务实施主体及患者，具体如图 3-2 所示。

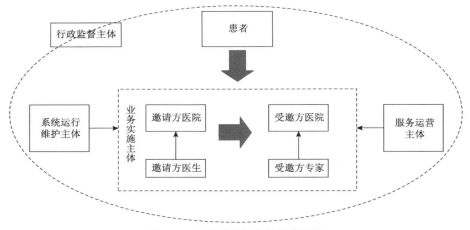

图 3-2　远程医疗服务的价值网络

（1）行政监督主体

行政监督主体指国家远程医疗监管与资源服务中心、区域远程医疗监管与资源服务中心，远程医疗监管与资源服务中心用户通过系统开展远程医疗服务的监督管理工作，保障远程医疗服务的规范化、科学化运营。

（2）系统运行维护主体

系统运行维护主体指为了保障远程医疗服务正常高效运行的技术管理人员，通常由远程医疗系统服务提供商或医疗机构 IT 部门的专员负责，运维人员需要对远程医疗服务器、数据中心、基础设施及 IT 设备进行日常监测、统一的运行维护和管理，保障系统正常、高效的运行。

（3）服务运营主体

服务运营主体即远程医疗的服务运营人员，包括各级医疗机构中远程医疗平台的实际操作者、调度人员等，负责远程医疗服务的日常管理、各方协调和调度工作，进行服务资源的整合和安排，完成资源的协调配置和时间安排，及时通知服务双方，辅助业务实施主体开展远程医疗工作，保证远程医疗服务的按时、顺利开展。

（4）患者

患者是远程医疗服务的需求者，提出远程医疗服务的价值诉求，远程医疗围绕患者的诉求展开相应的活动以进行价值创造。患者希望通过远程医疗服务得到专家的诊断、指导或看护，以获得便捷、高水平的医疗服务。

（5）业务实施主体

业务实施主体指提供远程医疗服务的各级医疗机构的医护人员，总体分为远程医疗的邀请方和受邀方。其中，邀请方是指提交远程医疗服务申请，需要其他高水平医院专家进行辅助诊断和治疗的医疗机构的医护人员。邀请方负责患者的首次接诊，上传患者的病历资料，并在远程医疗实施过程中与受邀方专家探讨患者的病历资料，同时给出最终诊疗结果。受邀方是接受远程医疗服务申请的医疗机构的医护人员，负责审核提交材料，针对患者的病历资料提供诊疗意见，辅助邀请方医生给出进一步诊疗方案。业务实施主体根据患者的价值诉求做出相应的响应，完成价值的创造和获取，进而实现远程医疗的最终价值。

3.3　利益相关者视角下的远程医疗服务网络利益分析

3.3.1　利益相关者视角下的远程医疗

（1）远程医疗是利益相关者联合体

依附于医院的远程医疗中心作为一个利益相关者组织具有特殊性，它不同于企业，不以营利为目的。它既没有法律意义上的股东，又没有人能够获得中心的营业利润，每个人或每类人都无法对远程医疗中心行使独立的控制权，远程医疗中心必须处于利益相关者的共同控制下。本书中研究根据利益相关者理论，结合远程医疗的特点，将远程医疗利益相关者分为以下 4 种类型：第一类是核心利益相关者，包括医生（邀请方医生、受邀方专家）和患者两大群体；第二类是重要利益相关者，包括政府、各级卫生行政部门、医院等；第三类是次要利益相关者，指软硬件企业；第四类是一般利益相关者，指的是科研机构及研究人员。

医疗设备和医学资源的使用是远程医疗业务发展的核心，围绕此核心出现了多种群体，这些群体在远程医疗的发展过程中也各自承担着不同的角色。受邀方专家、邀请方医生和患者通过设备进行会诊、监护和培训，软硬件企业（如华为技术有限公司、中国移动等）通过签订销售合同向远程医疗中心出售通信设备和办公软件获取利润，科研机构及研究人员通过申请国家项目向其提供智力支持。在远程医疗的发展过程中，还有政府、各级卫生行政部门和医院在资金投入、政策方面给予支持和帮助。显然，这些不同主体的行为涉及远程医疗发展的各个环节，并且按照各自的利益出发点行动。因此，远程医疗是典型的利益相关者联合体，任何影响远程医疗发展或者远程医疗发展所影响的群体和个人均应被视为利益相关者。

（2）远程医疗利益相关者类型及利益诉求

1）核心利益相关者及其利益诉求：远程医疗发展的核心利益相关者主要是医生（邀请方医生、受邀方专家）和患者两大群体，他们与远程医疗的关系最为密切，其中患者是远程医疗的核心服务对象，也是最终的受益群体，通过远程会诊、远程手术指导及远程监护，患者可以得到很好的诊治。当然，邀请方医生一方面可以通过远程会诊增加自己的临床经验，另一方面可以通过远程医学培训提高自己的医学技能。另外，受邀方专家可以通过远程会诊提高自己的知名度。邀请方医生、受邀方专家和患者对远程医疗发展的利益诉求有共性，也有个性。

核心利益者对远程医疗发展的共同利益诉求主要表现在硬件设施方面：①先进的多媒体通信设备。远程医疗突破了距离的限制，实现了医生与医生之间、医生与患者之间的远距离视频、音频信息传输，而传输的基础就是多媒体通信设备。②充足的远程会诊室、远程培训室数量。随着远程医疗的快速发展，远程会诊、远程医学培训的业务量会增加，而有限的诊室、培训室会导致时间和空间的冲突。因此，只有拥有充足数量的会诊室和培训室，才能更有效、更合理地安排远程会诊、远程医学培训。③强大的网络传输能力。在远程会诊的过程中，邀请方医生、受邀方专家和患者三方同时进行现场对话，这就要求彼此之间的通话顺畅、视频连贯，不能出现断断续续听不清、视频卡顿等情况，而强大的网络传输能力是会诊正常进行的有力保障。

核心利益者对远程医疗发展的个性化利益诉求主要表现在以下方面：

A. 邀请方医生。①理论上能有足够多的病例分析等培训课程，从而能够提高自己的医疗专业水平和对当前医学前沿知识、技术的掌握水平；②向上级医院申请的会诊能及时得到满足，在与受邀方专家的"面对面"会诊过程中不断丰富自己的临床经验。

B. 受邀方专家。①清晰的责权界定：会诊过程中总会有一定的风险存在，如患者病情加重或者死亡，而作为提出诊治意见的专家，在法律意义上要不要定责、如何定责都需要明晰；②正当收入：受邀方专家通过会诊向患者收取一定的会诊费；③知名度：通过会诊和提供培训，受邀方专家可以提高自己在相关专业领域的知名度，树立自己的权威。

C. 患者。①通过会诊,病症能够得到很好的诊治;②在会诊过程中,自己的个人信息及病历信息等隐私得到保护;③降低就医成本,远程会诊费用能够报销。

2)重要利益相关者及其利益诉求:远程医疗发展的重要利益相关者主要是指政府、各级卫生行政部门、所依托的医院等,它们与远程医疗的关系较密切。这些重要利益相关者的主要特征:①主导者和改革引领者。在我国,医疗服务具有公益性,是一种准公共产品,远程医疗的持续发展主要依赖于政府和各级卫生行政部门的财政投入。②监督管理者。政府和各级卫生行政部门对远程医疗的监管主要包括医疗服务质量及价格、医疗服务人员准入、资产运营等,目的是提高远程医疗服务绩效,保障远程医疗服务产品的质量、安全性和效果,最终对患者和公众负责。

重要利益相关者的利益诉求表现为通过对远程医疗进行财政投入和政策支持,真正发挥远程医疗的价值。一方面,在一定程度上解决医疗资源短缺所带来的“看病难、看病贵”等问题;另一方面,实现医疗资源的优化配置,促使优质医疗资源下沉,改善我国医疗资源分布不均的现状,提升基层医疗机构服务水平。

3)次要利益相关者及其利益诉求:各种软硬件企业是远程医疗发展的次要利益相关者,他们通过与远程医疗中心签订合同销售自己的软硬件资源。例如,河南省远程医学中心通过政府招标的方式与河南省移动公司、华为技术有限公司等签订合同以购买视频通信设备、光纤宽带等硬件资源,区域协同医疗信息平台等办公软件由相关软件公司提供。这些次要利益相关者的特征是具有各自的专业技术优势,以追求经济利益为目的。

次要利益相关者的利益诉求表现在公平、有序的竞争环境。各种软硬件企业依靠专业技术优势开发自己的产品,通过销售产品获得利润。而地方保护、区域封锁、行业壁垒等是生产要素自由流动的障碍。在同类型产品中,具有独特优势的产品销售不出去,企业就无法获得利润,会损害企业的积极性。

4)一般利益相关者及其利益诉求:科研机构及研究人员是远程医疗发展的一般利益相关者,他们为远程医疗的发展提供智力支持。以河南省远程医学中心为例,它所依托的科研机构是郑州大学第一附属医院,而研究人员大多为临床医疗、卫生事业管理、远程医疗服务、管理科学与工程、卫生统计领域进行长期研究的教师或在读研究生。他们专业知识丰富,理论功底扎实,并且具有多学科交叉的知识结构,他们的学术论文、著作及专利为远程医疗的健康持续发展提供了理论支撑。

一般利益相关者的利益诉求表现在远程医疗平台。科研机构及研究人员的科研成果需要平台进行检验和转化,这样才能实现其学术价值。而远程医疗的实际开展能为科研成果的检验和转化提供条件。

3.3.2　基于角色的远程医疗价值分析

远程医疗的可及性、质量、效率和成本效益使其在减少诊断差异、改进临床管理及在全球范围提供医疗保健服务方面具有巨大潜力，特别是远程医疗解决了卫生工作者和患者之间的距离及时间限制，这极大地帮助了传统服务水平不足的社区（医疗服务和人员很少的偏远地区或农村地区）。此外，有证据指出，这对患者、家属、卫生工作者和卫生系统均具有重要的社会、经济效益，其中包括更好的医患沟通效果和教育机会。总体而言，基于国内外公开发表的远程医疗案例，远程医疗系统可以提供促进多方面的提高或改善，如扩展医疗服务未覆盖区域或乡村社区区域的服务范围，对慢性疾病提供更有效的控制，改善对老年患者、行动不便患者或残疾患者的治疗，有利于控制医疗护理相关成本，改善社区及社会人口的整体健康水平，减缓缺乏专业医疗人才造成的影响（通过降低对专业医疗人才的绝对需求），降低由于不当诊断引起的患者死亡率，减少患者到医院可能产生的交叉感染等。

虽然远程医疗已在世界范围内得到快速发展，但远程医疗体系的初期建设需要投入大量的资金和资源，而截至目前又缺乏较为系统、严谨的经济分析理论或案例，因此远程医疗项目依然缺乏客观的科学论证，以至于阻碍了其被更广泛地接受。现有的较为常用的经济性分析方法包括三种，这些方法对于远程医疗也同样适用，分别是成本分析（cost analysis）、成本-效益分析（cost-effectiveness analysis）和成本-收益分析（cost-benefit analysis）。成本分析通常是在现有条件下，对实施远程医疗项目的成本要素进行归纳总结，将总成本与未实施远程医疗或部分实施远程医疗这两种方案的机会成本进行对比，从而确定哪一种方案从长期而言是成本最小化的。成本-效益分析则是考量远程医疗项目的成本与各种可能的效益，通过分析远程医疗所增加的效益来核证远程医疗的价值。成本-收益分析则是进一步将远程医疗所增加的多种效益合理量化并转化为货币化价值，从而核证远程医疗项目的价值。本书中研究尝试对远程医疗体系网络进行分解分析，系统地给出在各种利益相关的角色视角下，远程医疗所产生的相关成本和各种效益，从而构建出完整的远程医疗体系的成本-效益分析框架。

（1）远程医疗系统中的角色分析

为了更清晰客观地确定远程医疗的成本效益，我们不能仅仅从患者或医院的角度进行分析，而是要对远程医疗系统中所涉及的各种主要利益相关方进行综合性的分析。因此，根据远程医疗体系中的利益相关关系，有必要构建远程医疗系统下的角色关联网络，用以帮助确定远程医疗成本效益的研究方案和分析路线。基于我们对实际现场的观察分析及对医疗专家的面谈咨询，以远程咨询或远程会诊（目前在我国已开展的远程医疗业务中最为普遍的业务）为例，在一个完整的远程医疗体系中，最核心的角色网络包含了患者、远程医疗网络中的远端医院及患者主治医生，以及远程医疗网络中的中心医院及所属医生（图 3-3），而和这个核心角色网络相关联的其他外围利益相关方则包括了政府监管部门、硬件设备供应商、软件开发商、医疗保险提供方及患者雇主等。

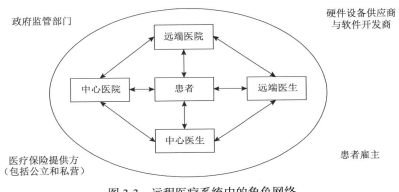

图 3-3　远程医疗系统中的角色网络

　　为了避免理解上的歧义，我们对远程医疗系统中各网络角色给出了明确定义（表 3-1）。在远程医疗的核心网络中，患者是被服务的最终目标，也是整个成本效益分析的价值核心。中心医院和远端医院为患者提供检验检查、住院病房等设施或服务，中心医生和远端医生则为患者提供诊断治疗服务。当患者考虑物理距离和个人成本的因素、在远端医院而非中心医院寻求医治和住院治疗服务时，远端医院的医生通过远程医疗网络技术（如视频会议、存储转发系统等），借助于中心医院医生的知识和经验，为患者提供更有效的诊断和治疗。而中心医院和远端医院通过各自的远程医疗中心进行连通和物理连接，形成具有共同利益的医疗联合体（即医联体）模式，从而为医生和患者提供更加完善的远程医疗服务。在远程医疗的外围网络中，政府监管部门依据相关的法律法规对核心网络中的远程医疗服务进行监督管理，避免出现违法操作，保障网络各方的合法利益。医疗保险提供方依据法律法规和保险条例，为核心网络中的患者和医生提供相应的赔付。硬件设备供应商和软件开发商为中心医院与远端医院提供设备及远程医疗系统，并负责设备与系统的日常维护和故障维修，从而保证软硬件的正常运行。患者雇主为患者缴纳医疗保险金，同时受益于患者通过远程医疗的快速康复所得到的更多工作力资源。

表 3-1　远程医疗系统中的网络角色

角色名称	角色定义内容
患者	需要到中心医院或远端医院寻求诊断医治、健康检查或住院治疗的患者
中心医院	拥有优势资源和专家医生的高等级医院或医疗机构，通过远程医疗物理网络和远端医院相连接
中心（医院）医生	在中心医院工作的专家医生
远端医院	面向社区服务的基层医院或卫生院所，通过远程医疗物理网络和中心医院相连接
远端（医院）医生	在远端医院工作的一般医生
其他利益相关方	在核心网络之外，但也与核心网络密切相关的利益主体，为核心网络的有效运行提供软硬件服务、监督保障及其他支撑服务

（2）远程医疗核心网络的成本效益分析

　　由于远程医疗的建设和使用所产生的成本及所获得的效益涉及远程医疗角色网络的各个环节（图 3-3），因此对于远程医疗的成本效益分析也不能仅仅局限于网络中的某个单一角色。例如，若单纯考虑中心医院单个角色的成本效益，远程医疗的初期软硬件建设通常需要医院自身负责，虽然有可能获得政府或其他公共基金的部分支持，但由于建设所需的投入巨大，因此从经济角度考虑，中心医院通过远程医疗所获得的效益一般无法超过甚至无法抵消远程医疗的投入成本。根据世界卫生组织（WHO）的调查，这也是很多医疗机构虽然对远程医疗具有很大兴趣，但却一直未具体实施建设的原因。然而，由于我国医疗体系中的诊治服务提供方绝大部分属于公立医院和非营利医疗机构，需要考虑其公益性和社会价值，因此在对远程医疗体系进行成本效益分析时，同样需要充分考虑远程医疗所涉及的所有社会网络角色的成本效益要素，尤其是代表远程医疗网络核心价值的患者角色通过远程医疗体系所能获得的效益。基于这种考虑，需要对处于远程医疗核心网络的所有角色都进行全面成本效益的识别和分析，这样才能客观、辩证地核证远程医疗的有效性。

　　根据实地观察和专家面谈，并经过进一步合理的分析总结，表 3-2 分别针对远程医疗核心角色网络中的患者、中心医院、中心（医院）医生、远端医院和远端（医院）医生，列出了各种角色在远程医疗诊治体系中所需的相关成本和可能获得的效益。从分析结果可以看出，远程医疗体系对于患者，尤其是传统医疗体系下只能承受基层医院医疗成本的偏远地区患者，会产生非常大的效益。除减少的交通成本和误工损失外，患者能够通过远程医疗系统获得中心（医院）医生的诊断服务，随之提高的诊断正确率、治疗效果和降低的复发率，对于患者的意义则更大。远程医疗对于患者的成本，仅仅是短暂地熟悉、接受新型治疗方式的时间和较少的远程诊断费用。对于中心医院，情况则正好相反。远程医疗初期建设和后期维护管理的成本绝大部分由中心医院承担，但其获得的效益却相对较小，而且部分所列效益条目（如减少的普通门诊量和住院患者），从短期看，对于中心医院基于业务量的利润更是一种损失而非收益。但从长期看，远程医疗体系能够为高等级医院和基层医院的就诊分级体制提供极大的促进与帮助，从而逐渐形成"小病小治，大病大治"的就诊秩序。在中心医院层面，基于欧美的远程医疗体系经验，远程医疗所带来的就诊新秩序则能帮助中心医院逐渐将诊治业务集中于重大疾病和疑难杂症，从而长期为中心医院的利润、专业水平及品牌效应进行非常有效的提升和改善。类似的，新就诊秩序中中心（医院）医生的专家智力资源的使用效率得到了提升，从而使其单位时间收入和专业权威性也得到了提升。

表 3-2　远程医疗服务网络的成本效益分析

角色名称	角色的相关成本	角色的可能效益
患者	增加新型远程医疗服务的引导时间 增加实际支付的远程诊断费用（医保赔付范围外）	减少交通成本和行程时间 减少误工时间和收入损失 提升诊断准确率和治疗效果 减少诊疗等待时间、住院时间、转诊时间等 降低复发率、住院次数等
中心医院	项目初期固定成本： 　设备投入及折旧费用 　资本金 　办公空间与相关设施费用 　项目推广费用 　培训费用 可变成本： 　设备设施的维护维修费用 　增加的远程医疗中心职员的工资 　网络通信连接费用 　增加的日常管理费用	减少门诊量（尤其是普通病患者的门诊数量） 减少平均住院患者数量 减少平均普通检查数量 加强医院间合作关系（通过基于远程医疗体系的医联体模式）

角色名称	角色的相关成本	角色的可能效益
中心（医院）医生	熟悉远程医疗系统下新型诊疗模式的时间	提高的工作效率（通过减少专家医生在普通疾病诊疗上所花费的时间）
	增加工作负荷量	额外的远程诊疗费收入
远端医院	项目初期固定成本：	提升的医院医疗服务质量和患者满意程度
	设备投入及折旧费用	更多的门诊或住院患者（通过从中心医院获得的品牌效应）
	办公空间与相关设施费用	
	可变成本：	减少患者平均住院时间
	设备设施的维护维修费用	加强医院间合作关系（通过基于远程医疗体系的医联体模式）
	增加的远程医疗办公室职员的工资	
	增加的日常管理费用	
远端（医院）医生	熟悉远程医疗系统下新型诊疗模式的时间	提高病患的诊治效率和准确率
	对个人权威性的影响	更便捷的医疗诊治知识学习（通过更频繁的远程会诊和在线培训）
		更好的个人职业发展前景

　　远程医疗对于远端医院及其医生而言，付出的成本和获得的效益则较为平衡。远端医院需要负责的远程医疗网络建设成本较低，基本上只是建设分支远程医疗中心办公室的费用及相关管理成本和工资成本。在现实的远程医疗初期建设实施中，中心医院为了推广远程医疗系统的覆盖范围，通常会为远端医院提供资金和人力支援，从而进一步降低了远端医院的成本。例如，郑州大学第一附属医院在建设面向省内县镇级和农村基层医院进行医疗资源共享的河南省区域远程医疗网络时，对于医疗问题较为典型或困难较大的县镇级基层医院，会按照标准配置建设，并免费提供软硬件，从而加速了区域远程医疗网络的扩展和完善，合理解决了省内优质医疗资源不足且分布不均的问题。远端医院从远程医疗中获得的效益更多地体现在中心（医院）医生诊断准确率的提升方面，从而使诊治效率及患者满意度也得到提高。同样，远端医院的医生也能够在专家的帮助下，进一步提高自身专业技能水平和诊断准确率，从而促进其职业发展。特别需要指出的是，若远端医院能够基于医联体的模式与中心医院建立更加紧密的合作，那么远端医院自身的品牌效应可以得到提升，并获得更多的中心医院的智力资源援助，对于远端医院的长期发展有着重要作用，在提高社会医疗资源使用效率及减少资源浪费方面也具有很重要的影响。

本 章 小 结

本章在分析远程医疗服务技术、经济和社会价值的基础上，引入网络价值概念，对远程医疗服务的网络价值进行分析，并在利益相关者视角下分析了远程医疗核心网络的利益诉求及成本效益。

参 考 文 献

李垣，刘益，2001. 基于价值创造的价值网络管理（Ⅰ）：特点与形成[J]. 管理工程学报，15（4）：38-41，2.

刘松君，连平，2006. 国内外远程医学发展与展望[J]. 解放军医学杂志，31（9）：845-846.

王湘川，朱新林，2004. 远程医学在军事医学上的应用[J]. 人民军医，47（7）：422-423.

吴晓波，姚明明，吴朝晖，等，2014. 基于价值网络视角的商业模式分类研究：以现代服务业为例[J]. 浙江大学学报（人文社会科学版），44（2）：64-77.

夏志远，2005. 远程医疗会诊的组织管理[J]. 医学信息学，18（8）：908-909.

徐协群，潘慧，于健春，等，2013. 远程医学在外科和外科教学中的应用[J]. 基础医学与临床，10（10）：142-1145.

张畔枫，刘志国，2005. 我国远程医学的现状与发展趋势[J]. 医学信息学，18（6）：585-586.

赵杰，崔震宇，蔡雁岭，等，2014. 基于远程医疗的资源配置效率优化[J]. 中国卫生经济，33（10）：5-7.

Porter ME, 1985. Competitive Advantage[M]. New York: The Free Press.

Preston J, Brown FW, Hartley B, 1992. Using Telemedicine to Improve Health Care in Distant Areas[J]. Hosp Community Psychiatry, 43（1）：25-31.

4

我国远程医疗服务发展现状调查分析

为深入了解我国远程医疗服务开展情况,笔者课题组在全国范围内开展了远程医疗服务发展状况调查,该调查客观地反映了我国远程医疗服务开展情况及开展效果,识别远程医疗发展当前遇到的瓶颈和发展方向,为制定远程医疗发展规划、提升远程医疗服务质量、加快远程医疗发展及充分发挥远程医疗服务价值提供依据。

4.1　调查与研究概况

4.1.1　调查内容

本调查以开展远程医疗服务的医院为对象,调查当前我国远程医疗发展概况。调查内容包括医院基本信息、远程医疗建设情况、远程医疗网络与设备配置情况、远程医疗服务开展及效果。

4.1.2　调查方法与回收结果

（1）调查方式

本次调查全部采用线上问卷调查的方式。问卷初稿设计完成后,调查小组在部分医疗机构开展了问卷预调查，根据预调查结果及参与调查人员对问卷问题的反馈，对问卷内容进行优化，形成最终的调查问卷。将调查问卷链接发送给区域负责人及被调查单位负责人，由区域负责人负责组织本地区的问卷调查工作，各单位负责人组织本单位的问卷填写工作。

（2）调查组织

本次调查由中国卫生信息与健康医疗大数据学会远程医疗信息化专业委员会联合国家远程医疗中心组织，覆盖 26 个省（自治区、直辖市）。根据调查的总体样本量，分别确定各地区医院的调查数量。在每个省（自治区、直辖市）确定 1～2 名区域负责人负责组织本地区的问卷调查工作。本次调查实施时间为 2019 年 10月 19 日至 2019 年 11 月 15 日。

（3）问卷回收结果

调查共收到 247 份医院版问卷反馈，其中有效问卷 242 份，问卷的有效率为98.0%。样本数据来自全国 26 个省（自治区、直辖市）的 242 家医院。

4.1.3　数据处理与结果展示

（1）数据导出与清洗

问卷截至回收时点，将线上数据统一导出，本次调查采用的线上调查系统默认数据导出格式为 Excel。数据导出后，对数据进行统一清洗。

数据清洗与处理：对出现两条记录的同一家医院，参考网络可获取的数据如门诊量、病床数等，判断两条记录填写质量，剔除质量不好的记录。对数值型变量，通过描述性分析找出离群值，对于明显有悖常理的数据做单位换算或缺失值处理。例如，床位数填写 100 000（问卷中默认单位为"张"），做缺失值处理；出院患者数量填写 23 789（问卷中默认单位为"万人/年"），做单位换算，改为2.3789 万人。

（2）分层依据

由于我国东部、中部、西部地区之间存在经济结构、自然环境和地理分布等差异，我国医院实行分级管理，调查组预测远程医疗服务开展情况与效果可能在不同地区或不同级别的医院之间有差异，因此本调查在分析时按东部、中部、西部地区及医院级别予以分组。

1）地区分类：按照东部、中部、西部地区进行划分。东部、中部、西部按照国家统计局的分类标准进行划分。东部地区包括北京、天津、河北、辽宁、江苏、上海、浙江、福建、广东、海南、山东共 11 个省（直辖市）；中部包括吉林、黑龙江、山西、河南、安徽、湖北、湖南、江西共 8 个省；西部包括内蒙古、广西、重庆、四川、贵州、云南、西藏、陕西、甘肃、青海、宁夏、新疆共 12 个省（自治区、直辖市）。

2）医院分类：根据《医院分级管理标准》，按照医院级别分为三级医院、二级医院、一级医院。

（3）数据分析与结果展示

本调查主要采用描述性分析方法，对调查资料进行现况描述和发展分析。计量资料根据分布特点采用均数 ± 标准差或者中位数和上下四分位数进行描述，计数资料采用构成比进行描述。分析结果主要采用文字描述和统计图表相结合的方式具体呈现。

1）现况描述：针对调查结果，首先进行被调查者的总体描述，然后进行分层描述，具体包括被调查者基本情况、远程医疗基础建设情况、远程医疗服务开展情况、远程医疗服务运行效果、远程医疗发展中存在的问题等。

2）发展分析：调查组织方于 2018 年也开展了对全国范围内医院的 2017 年远程医疗建设及服务情况的调查。本书中研究选择部分关键指标，对 2018 年和 2019 年（调查数据分别为 2017 年、2018 年的数据）的调查结果进行纵向比较分析，以期从中发现远程医疗两年来的发展变化。

4.2　被调查者的基本情况

本次调查收集了来自全国 26 个省份的 111 家三级医院、112 家二级医院和 19 家一级医院的远程医疗相关数据，其中包含东部地区 8 个省（直辖市）（辽宁、上海、江苏、浙江、福建、山东、广东、海南）、中部地区 7 个省（安徽、河南、湖北、湖南、吉林、江西、山西）、西部地区 11 个省（自治区、直辖市）（内蒙古、广西、重庆、四川、贵州、云南、陕西、甘肃、青海、宁夏、新疆）。

4.2.1　医院级别及地区分布

参与本次调查的不同级别医院数量构成和各级医院地区分布及各地区医院级别分布情况如图 4-1 和表 4-1 所示。

从图 4-1 中可以看出，参与本次调查的医院中，三级医院、二级医院及一级医院数量分别为 111 家、112 家和 19 家，占调研医院总数量的比例分别约为 45.9%、46.3% 和 7.8%。该比例与三级医院、二级医院及一级医院在全国医院等级分类中所占比例较为相近，从调研医院级别分类来看，本次调研范围广泛，样本选取合理，具有一定的代表性。

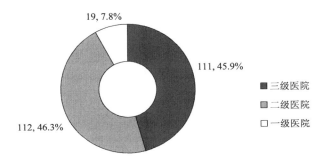

图 4-1 不同级别的医院数量及构成

从表 4-1 中可以看出，就东部地区而言，被调研医院中三级医院调研数量最多，达到 39 家，占东部调研医院数量总比例的 60.0%；中部地区二级医院调研数量最多，比例约为 55.3%；而西部地区三级医院和二级医院调研比例均在 45% 左右。总体来看，这符合我国东部、中部、西部地区三级医院、二级医院及一级医院的比例分布，从调研地区医院分类来看，本次调研涉及地区分类均衡，为样本数据代表整体发展水平提供了支撑。

表 4-1 医院级别构成和地区分布[n(%)]

医院等级	东部	中部	西部
三级医院	39（60.0）	27（35.5）	45（44.6）
二级医院	24（36.9）	42（55.3）	46（45.5）
一级医院	2（3.1）	7（9.2）	10（9.9）
合计	65（100.0）	76（100.0）	101（100.0）

从参与调研的医院的地区分布、医院等级分布情况来看，本次调研医院地区分布、医院级别分布和数量均具有较好的代表性。

4.2.2 医院性质及地区分布

参与本次调查的不同性质医院的数量构成及地区分布情况如图 4-2 和表 4-2

所示。就全国而言，公立医院是我国医疗机构的主要组成部分，民营医院、军事医院等占所有医院总量的比例较小。如图 4-2 所示，在本次调研中，公立医院达到 233 家，占所有被调研医院的 96.3%；民营医院和军事医院等有 9 家，占 3.7%；其他类型医院 3 家，占 1.2%。

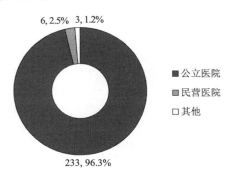

图 4-2　不同性质的医院数量及构成

从表 4-2 可以看出，参与本次调研的医院在地区分布上基本呈现出公立医院占主导地位，而民营医院和其他类型医院占比较小，尤其是在西部地区，因其经济发展状况较差，医疗机构主要以公立医院为主。整体而言，参与本次调查的公立医院在地区分布上相对均衡，具有较好的代表性；而民营医院和其他类型医院的调查数量较少，样本代表性一般，分析结果仅供参考。

表 4-2　医院性质构成和地区分布[n(%)]

医院性质	东部	中部	西部
公立医院	61（93.8）	72（94.7）	100（99.0）
民营医院	3（4.6）	2（2.6）	1（1.0）
其他类型	1（1.5）	2（2.6）	0（0.0）
合计	65（100.0）	76（100.0）	101（100.0）

4.2.3　医院类别及地区分布

从医院是否为综合医院、专科医院及中医院等来划分，参与本次调查的各地区医院类别分布见图 4-3。其中，综合医院 215 家（占 88.8%）、专科医院 18 家（占 7.5%）、其他类型医院 9 家（占 3.7%），其中其他类型医院主要涉及中医院、中医门诊部及乡镇卫生院。

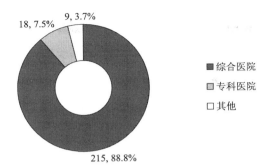

18, 7.5%　9, 3.7%

■ 综合医院
▨ 专科医院
☐ 其他

215, 88.8%

图 4-3　不同类别的医院数量及构成

就地区分布而言，被调研医院中，东部、中部、西部地区以综合医院为主，在地区分布上相对均衡，具有良好代表性。相反，此次调查中专科医院和其他类别医院占比较小，分析结果仅供参考。具体如表 4-3 所示。

表 4-3　医院类别构成和地区分布[n(%)]

医院性质	东部	中部	西部
综合医院	56（86.2）	70（92.1）	89（88.1）
专科医院	6（9.2）	5（6.6）	7（6.9）
其他类别医院	3（4.6）	1（1.3）	5（5.0）
合计	65（100.0）	76（100.0）	101（100.0）

4.2.4　医院职工、床位配置数量及业务量

参与本次调查的各级医院的职工、床位配置数量及业务量见图 4-4。从图 4-4 可以看出，参与调查的三级医院中，平均职工数为 2615.8 人，平均开放床位数为 1829.6 张，平均年门诊量为 155.0 万人次，平均年出院患者数为 7.3 万人次；而参与调研的二级医院和一级医院的平均职工数、平均开放床位数、平均年门诊量及平均年出院患者数等相对于三级医院来说均存在较大差距。这说明三级医院相对于一级医院和二级医院而言，在资源、医生水平、服务质量及患者选择倾向等方面呈现出比较大的优势，这也从另一个方面说明群众对优质医疗资源的需求比较大，而二级医院和一级医院则需要通过强化自身内涵化发展，积极进行转型，努力提升医疗服务质量。

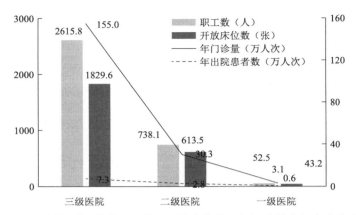

图 4-4　不同级别医院的职工数、开放床位数、年门诊量和年出院患者数

4.3　远程医疗服务发展概况及分析

4.3.1　基础建设

（1）规章制度建设

2018 年和 2019 年三级医院制定远程医疗规章制度的构成情况如图 4-5 所示。结果显示，2018 年和 2019 年均有 90.1%的三级医院已经制定了远程医疗相关规章制度。可以看出，互联网在医疗领域展现出强大的活力，借助互联网发展和先进的信息技术开展新型医疗形式，提高医疗服务质量和服务水平成为各级医院发展的必由之路。

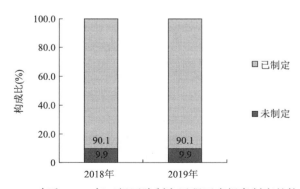

图 4-5　2018 年和 2019 年三级医院制定远程医疗规章制度的构成情况

（2）远程医疗网络配置

从上述分析中可以看出，三级医院作为我国医疗机构的主要组成部分，其在制定远程医疗规章制度、医护人员配置、软硬件等方面均存在较大优势。因此，本节以三级医院为例，分析三级医院的远程医疗网络配置具体情况，如图4-6所示。可以看出，与2018年相比，三级医院在网络配置上逐步实现公用互联网到专用网络的转变，专用网络配置比例由2018年的43.5%提升到53.2%，而公用互联网占比则呈现下降趋势。通过与三级医院相关管理人员讨论分析可知，三级医院采取专用网络通常是为了提升服务质量、开展远程医疗服务或满足新型设备使用需求等。

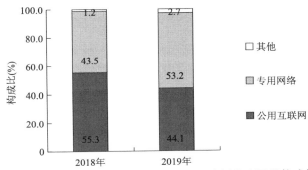

图4-6　2018年和2019年三级医院远程医疗网络配置的构成情况

（3）远程会诊方式

目前，远程会诊主要是借助硬件视频会议、软件视频会议和其他形式进行，且逐步呈现出以软件视频会议为主的趋势，这与网络技术、医院基础设计建设等发展密切相关。

图4-7为2018年和2019年三级医院远程会诊方式的占比情况，从图中可以看出三级医院在远程会诊方式选择方面呈现出较大的变化，主要体现为2018年远

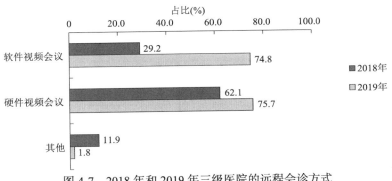

图4-7　2018年和2019年三级医院的远程会诊方式

程会诊以硬件视频会议为主，以软件视频会议和其他形式为辅，而 2019 年软件视频会议的占比呈现出较大的增幅。在统计的二级医院中也呈现出类似的发展趋势，且采取软件视频会议开展远程会诊的医院占比呈现出明显的增幅，具体如图 4-8 所示。

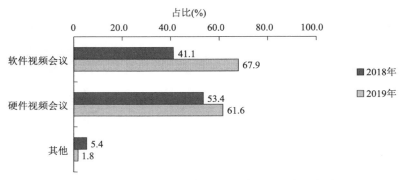

图 4-8　2018 年和 2019 年二级医院的远程会诊方式

（4）远程医疗系统建设

一般而言，远程医疗系统建设包含远程综合会诊系统、远程病理诊断系统、远程心电诊断系统、远程影像诊断系统、远程查房系统、远程门诊系统、远程中医诊疗系统、远程教育系统、远程手术示教系统及远程应急指挥系统等。图 4-9 和图 4-10 为 2018 年及 2019 年三级医院和二级医院远程医疗系统建设情况。

从图 4-9 可以看出，与 2018 年相比，2019 年三级医院在远程综合会诊系统、远程教育系统和远程应急指挥系统等方面呈现出较大改进，而这与我国健康中国

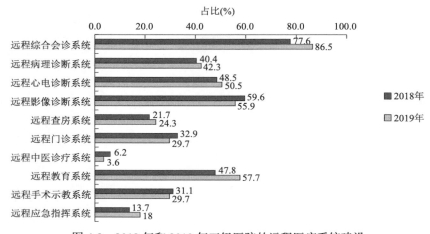

图 4-9　2018 年和 2019 年三级医院的远程医疗系统建设

行为计划、远程医疗普及及信息技术发展等密切相关，而需要医生参与的诊断系统（远程病理诊断系统、远程心电诊断系统及远程影像诊断系统等）和护士参与的门诊工作相关系统等（远程查房系统及远程门诊系统等）建设方面变化不大，这也从侧面体现出患者对远程医疗服务依然呈现出较大的担心，在远程医疗建设的初期阶段，仍然应以医护人员参与为主，逐步普及，同时逐步完善远程医疗系统建设。

如图 4-10 所示，二级医院在远程医疗系统建设方面与三级医院呈现出不同的发展趋势，二级医院在开展远程医疗系统建设方面主要以远程心电诊断系统和远程影像诊断系统为主要突破方向，弱化远程综合会诊系统和远程教育系统，究其原因，这主要与二级医院缺乏优质医疗资源、缺少高水平医护人员等相关。

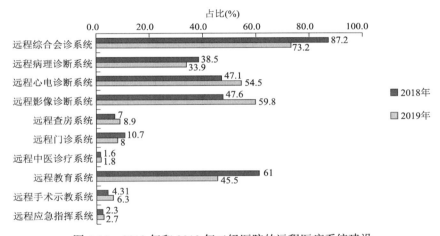

图 4-10 2018 年和 2019 年二级医院的远程医疗系统建设

（5）远程医疗系统建设中的痛点分析

远程医疗系统建设过程涉及各参与医院系统间的信息传递、网络基础设施、系统功能建设、远程医疗系统应用培训及系统售后升级维护服务质量等方面。

图 4-11 和图 4-12（彩图 4-11 和彩图 4-12）为 2018 年与 2019 年被调研的三级医院和二级医院在远程医疗系统建设中的痛点。首先，在远程医疗系统建设过程中推进系统间互联互通成为迫切需要解决的问题，只有更好地解决各参与远程医疗医院的系统间数据、病例、医疗费用结算等的互联互通，才能为更好地推广远程医疗提供支撑；其次，各应用系统的售后升级与维护服务质量等成为远程医疗参与医疗机构的主要痛点之一，这也对政府管理部门、远程医疗服务系统、远

程医疗室设备供应商及远程医疗服务部门等提出了更高的要求；最后，关注远程医疗系统建设过程中各医院发展水平、区域经济发展状况及医疗服务质量等也是快速普及远程医疗的主要方向之一。三级医院与二级医院也存在部分不同点，如三级医院中推进系统间互联互通成为最大的痛点，且问题呈现扩大趋势，而二级医院则呈现下降趋势；对于二级医院而言，加强网络基础设施建设和改进系统功能设计等成为其需要继续解决的问题。

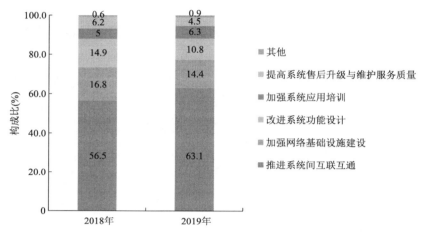

图 4-11　2018 年和 2019 年三级医院在远程医疗系统建设中需解决问题的构成情况

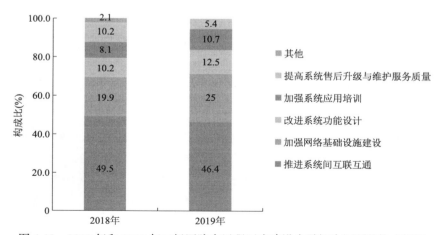

图 4-12　2018 年和 2019 年二级医院在远程医疗建设中需解决问题的构成情况

（6）远程会诊设备运行故障频率

2018 年和 2019 年参与调查的三级医院远程会诊设备运行故障频率的构成如

图 4-13（彩图 4-13）所示。结果显示，2018 年，72.0%的三级医院远程会诊设备运行故障频率≤1 次/月，28.0%的三级医院为 2～5 次/月，没有三级医院远程会诊设备运行故障频率为 6～10 次/月和>10 次/月。2019 年，83.8%的三级医院远程会诊设备运行故障频率≤1 次/月，10.8%的三级医院为 2～5 次/月，2.7%的三级医院为 6～10 次/月，2.7%的三级医院>10 次/月。

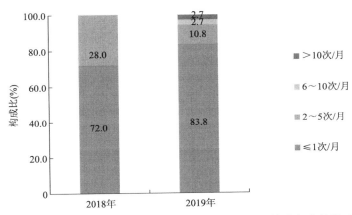

图 4-13　2018 年和 2019 年三级医院远程会诊设备运行故障频率的构成情况

可以看出，从 2018 年到 2019 年，我国三级医院远程会诊设备运行故障频率≤1 次/月的占比上升，2～5 次/月的占比下降，同时，出现了每月 6 次及以上的故障频率；2018 年和 2019 年，参与调查的三级医院远程会诊设备运行故障频率主要集中在≤1 次/月和 2～5 次/月。

同理，2018 年和 2019 年参与调查的二级医院远程会诊设备运行故障频率的构成如图 4-14（彩图 4-14）所示。结果显示，2018 年还有 25.3%的二级医院远程会诊设备运行故障频率在 2～5 次/月，故障频率≤1 次/月的二级医院占比为 74.2%，到了 2019 年，有 92.0%的二级医院表示其远程会诊设备运行故障频率≤1 次/月，表明随着远程会诊系统的发展，二级医院远程会诊设施逐渐完善，系统逐渐稳定，出现故障的频率降低。但是有一个比较奇怪的现象，在 2019 年出现了>10 次/月的故障频率，占比为 2.6%，这可能有两个原因，一是被调查人员的填写质量不足；二是随着远程会诊的广泛开展，每月开展的远程会诊例数增多，会诊基数大，导致故障问题增多。该问题有待进一步深入调查。

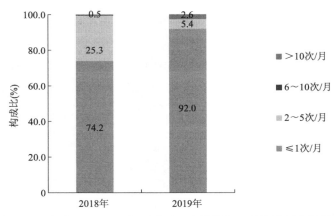

图 4-14 2018 年和 2019 年二级医院远程会诊设备运行故障频率的构成情况

4.3.2 服务开展

（1）远程会诊申请原因

2018 年和 2019 年参与调查的三级医院申请远程会诊的主要原因的构成如图 4-15 所示。结果显示，2018 年，89.2%的三级医院申请远程会诊的原因为明确诊断，88.3%是为了寻找治疗建议，67.6%是出于患者要求，25.2%为医院有业务需求，32.4%为专家知名度吸引。2019 年，出于明确诊断目的申请的远程会诊出现一定幅度的减少（减少至 76.9%）；申请原因为寻找治疗建议、患者要求和医院有业务需求的比例与 2018 年相比没有太大变化，其中出于寻找治疗建议目的申请的远程会诊有小幅度的增加（增长了 0.9%），出于患者要求申请的远程会诊有

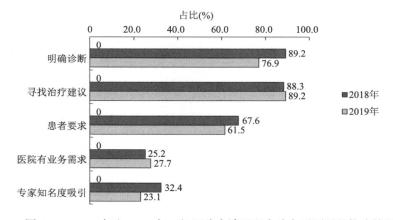

图 4-15 2018 年和 2019 年三级医院申请远程会诊主要原因的构成情况

一定幅度的减少（降至 61.5%），医院有业务需求的情况出现小幅度增加（增加为 27.7%）；出于专家知名度吸引而申请的远程会诊减少至 23.1%。可以看出，明确诊断、寻找治疗建议和患者需求是我国三级医院申请远程会诊的主要原因。

2018 年和 2019 年参与调查的二级医院申请远程会诊主要原因的构成如图 4-16 所示。二级医院远程会诊申请原因与三级医院申请原因结构相似，2018 年，84.5% 的二级医院申请远程会诊的原因为明确疾病诊断，到 2019 年增至 91.0%；87.2% 的二级医院申请远程会诊是为了寻找治疗建议，至 2019 年该比例仍有小幅上涨，增长了 3.8%；42.8% 的二级医院申请远程会诊是出于患者要求，而到 2019 年，这一比例增至 50.0%；2018 年，有 21.9% 的医院申请远程会诊的原因为医院有业务需求，同样，到了 2019 年，这一比例增至 24.4%，增长了 2.5%；只有专家知名度吸引这个原因出现了小幅度的下降，从 17.8% 下降至 15.4%。根据结果可知，明确诊断、寻求治疗建议、患者要求和医院有业务需求的构成均存在不同幅度的上涨，说明二级医院申请远程会诊的目的逐渐多元化，明确诊断和寻求治疗建议仍是二级医院申请远程会诊的主要目的。

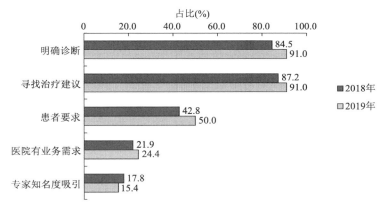

图 4-16　2018 年和 2019 年二级医院申请远程会诊主要原因的构成情况

（2）远程会诊平均时长

2018 年和 2019 年参与调查的三级医院远程会诊平均时长的构成如图 4-17（彩图 4-17）所示。结果显示，2018 年，2.9% 的三级医院远程会诊平均时长≤10 分钟/例，21.2% 为 11～20 分钟/例，43.8% 为 21～30 分钟/例，22.6% 为 31～40 分钟/例，7.3% 为 41～60 分钟/例，2.2%＞60 分钟/例。2019 年，远程会诊平均时长≤10 分钟/例的三级医院比例上升为 3.9%，21.6% 为 11～20 分钟/例，平均时长为 21～30 分钟/例的三级医院比例增至 50.0%，平均时长为 31～40 分钟/例和 41～60 分钟/例的三级医院比例分别为 18.6%和 5.9%，没有三级医院远程会诊平均时长＞60分钟/例。

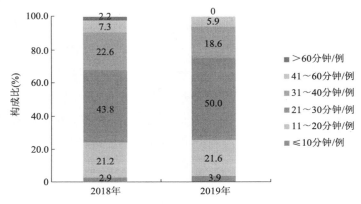

图 4-17　2018 年和 2019 年三级医院远程会诊平均时长的构成情况

可以看出，2018～2019 年参与调查的三级医院远程会诊平均时长在 30 分钟/例以内的占比均有所上升，超过 30 分钟/例的占比均有所下降；2018 年和 2019年，参与调查的三级医院远程会诊平均时长都主要集中在 21～30 分钟/例，其次集中在 11～20 分钟/例和 31～40 分钟/例。

同样，2018 年和 2019 年二级医院远程会诊平均时长调查结果如图 4-18（彩图 4-18）所示。结果显示，2018 年和 2019 年分别有 11.3%和 15.3%的二级医院远程会诊平均时长≤10 分钟/例；最为普遍的情况是平均会诊时长为 11～20 分钟/例，分别有 45.2%和 43.9%的二级医院处于该时间区间；2018 年，26.9%的二级医院远程会诊平均时长为 21～30 分钟/例，到了 2019 年，这一比例增长了 4.9%，

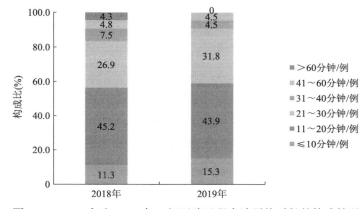

图 4-18　2018 年和 2019 年二级医院远程会诊平均时长的构成情况

30 分钟/例以内的远程会诊平均时长是大多数二级医院的普遍现象。2018 年 7.5%
的二级医院远程会诊平均时长为 31～40 分钟/例，2019 年这一比例有所降低，为
4.5%；同样，远程会诊平均时长为 41～60 分钟和＞60 分钟的医院比例分别从
4.8%、4.3%降至 4.5%和 0。

（3）远程会诊平均响应时长

本调查对远程会诊的平均响应时长进行了分类讨论。

1）普通远程会诊平均响应时长：普通远程会诊即没有特殊要求的常规会诊。
图 4-19（彩图 4-19）展示了本次调查中 2018 年和 2019 年三级医院普通远程会诊
的平均响应时长的构成情况，从结果可以看出，2018 年平均响应时长主要集中在
12.1～24 小时（38.7%），其次是≤12 小时（35.8%），即 2018 年三级医院普通
远程会诊的响应时长基本能控制在 24 小时内，有 21.2%的医院响应时长可能在
24.1～48 小时，超过 48 小时的少有发生。到 2019 年，三级医院普通远程会诊的
平均响应时长有所提升，近 50%的医院能保证在 12 小时内对普通远程会诊进行
响应，＞72 小时响应的远程会诊基本不存在，所有普通远程会诊基本能保证 72
小时内有所分配和安排。这说明随着时间的推移，远程医疗技术、水平和资源
都有了一定的提升，远程医疗中心能够保证充分的医疗资源支撑，保障远程医疗
服务的正常运转和快速响应。远程医疗服务的响应时长方面虽然取得了一定的进
步，但还远远不够，在接下来的发展中，三级医院应持续注重缩短远程医疗响应
时长，提升响应效率，实现远程医疗的快速响应，以使患者得到及时的治疗。

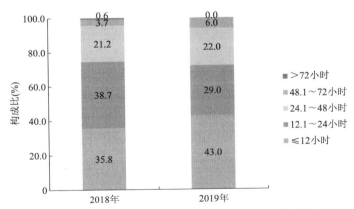

图 4-19 2018 年和 2019 年三级医院普通远程会诊平均响应时长的构成情况

2）专家点名远程会诊平均响应时长：2018 年和 2019 年参与调查的三级医院
专家点名远程会诊平均响应时长的构成如图 4-20（彩图 4-20）所示。结果显示，

2018 年，38.0%的三级医院专家点名远程会诊平均响应时长≤12 小时，30.0%为 12.1～24 小时，21.1%为 24.1～48 小时，8.8%为 48.1～72 小时，2.1%超过 72 小时。到 2019 年，在短响应时长中，24 小时内的响应时长占比有了一定幅度的提升，提升幅度最大的当属 12 小时内的响应时长，说明三级医院此类远程会诊响应时长缩短，响应效率提升；24.1～48 小时、48.1～72 小时和＞72 小时的平均响应时长的构成比都有一定幅度的降低，说明长响应时长在逐步减少，三级医院专家点名远程会诊响应效率有所提升。

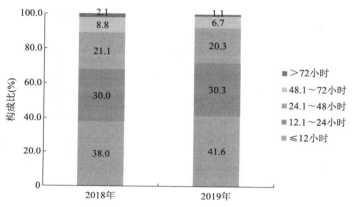

图 4-20　2018 年和 2019 年三级医院专家点名远程会诊平均响应时长的构成情况

3）紧急远程会诊平均响应时长：主要集中在 2 小时内，2019 年较 2018 年有一定幅度的提升，如图 4-21（彩图 4-21）所示。紧急远程会诊的最短平均响应时长远远低于普通远程会诊和专家点名会诊，这是由于紧急远程会诊一般用于危急重症患者，此类患者对医疗资源的需求较为迫切，大多医院对紧急远程会诊设立

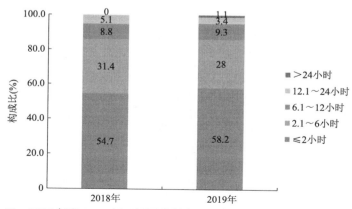

图 4-21　2018 年和 2019 年三级医院紧急远程会诊平均响应时长的构成情况

了绿色通道,以达到快速响应。还有一部分医院在 2.1～6 小时响应,超过 6 小时的响应较少出现,即三级医院对于紧急远程会诊申请基本能保证在 6 小时内响应,以满足危急重症患者的医疗需求。

4)影响医院远程医疗水平提高的关键因素:2018 年和 2019 年,影响三级医院远程医疗水平提高的关键因素见图 4-22。根据调查显示,近两年来统一的标准规范、法律法规制定、资金投入、医护人员理解程度、软件水平、医院重视与否和硬件水平一直是影响三级医院远程医疗水平提升的关键影响因素,说明三级医院缺乏远程医业务和基础建设的标准与规范,在资金投入方面略显不足,这或许与远程医疗服务的宣传力度、普及程度和医护人员对其的接受程度,以及医院领导的重视程度相关。此外,还需要对医护人员和患者加大远程医疗的宣传和介绍,使他们能真正了解远程医疗的益处和其所带来的社会经济效益,也只有这样才能使他们从内心开始接受和使用远程医疗服务,在院方、医护人员和患者的共同合作协同下,远程医疗才能得到进一步的发展。同样,由于三级医院资金不足、重视程度不高、医疗条件和水平较低等种种限制,远程医疗的建设缺乏先进的软件和硬件,基础设施不足严重制约了三级医院远程医疗的发展。值得一提的是,2018 年法律法规制定在影响远程医疗服务发展的关键因素中占比较大,而 2019 年该比例明显降低,这可能归因于近年来我国"互联网+"行动计划和远程医疗相关规章制度的逐步完善,使远程医疗的发展不再受制于国家法律法规,而能在政策的促进下更好地发展。另外,医院重视这一指标的比例有了明显的提升,说明已经有一大部分人认识到远程医疗发展的社会效益,正在积极促进远程医疗的推广和发展,而医院重视将是远程医疗在三级医院取得长足发展的重要推力。

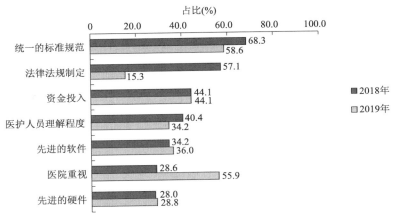

图 4-22　2018 年和 2019 年影响三级医院远程医疗水平提高的关键因素的比例

二级医院的调查结果显现出与三级医院类似的结构（图4-23），但是对于二级医院来说，与2018年相比，2019年统一的标准规范、资金投入和医护人员理解程度在影响二级医院远程医疗水平提高的关键因素中的占比降低，说明二级医院相较于三级医院更加重视远程医疗服务的引进和发展，在标准规范、资金投入和医护人员宣传方面做出了一定的努力。需要注意的是，软件水平、医院重视、硬件水平仍然是二级医院远程医疗发展过程中的重要影响因素，随着个体化医疗服务需求的增加，需求者对远程医疗服务提出了更高的要求，远程医疗软件和硬件的服务能力略显不足，这也需要在医院的重视下开展一系列医疗服务和升级改造服务。

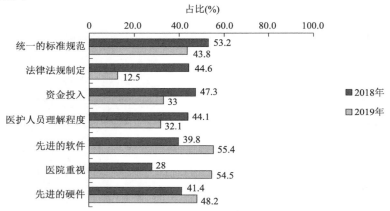

图4-23　2018年和2019年影响二级医院远程医疗水平提高的关键因素的比例

4.3.3　服务收费

（1）远程医疗收费与否及收费标准确定方式

远程医疗发展初期，部分医院通过免费公益的形式开展和推广远程医疗。根据此次调查结果，2018年还有28.3%的三级医院远程医疗未实施收费，到2019年减少为26.1%，但收费医院仍占多数，其中收费标准多由行政管理部门制定，以进行统一收费，其次是根据受邀方远程医疗服务机构收费标准确定，自行拟定和采取其他方式的占少部分。二级医院在远程医疗协同网络中更多的是承担提供服务和便利的角色，在远程医疗服务推广应用中承担更多的责任，因此二级医院的不收费比例高于三级医院，甚至到了2019年还有31.3%的二级医院不收费。而针对二级医院的远程医疗收费标准，主要是通过上报相关行政管理部门审批备案来确定，仅有 1.8%的二级医院自行拟定，16.1%根据受邀方医疗机构收费标准确定自身收费标准，0.9%采用其他方式确定。

综上所述，随着远程医疗发展的成熟和稳定，收费成为其必然趋势，远程医疗服务逐步走上正轨且逐步常态化。

（2）远程医疗收费项目

针对远程医疗的收费情况，本书中研究对 2018 年、2019 年两年来我国三级医院的远程医疗收费项目进行了统计（图 4-24）。2018 年，三级医院的远程医疗收费项目主要是远程会诊、远程影像、远程病理、远程心电和远程教育，而只有 1/10 左右的医院开展了远程查房、远程手术、远程护理和远程慢病管理等收费项目。2019 年，三级医院的收费项目依旧是以上 9 项，前 5 项依旧是收费项目中的主力，其中远程教育有明显的增加。

对于三级医院而言，远程会诊始终是其收费的主要项目，2019 年远程心电业务数量增加，占比增长了 5.4%，与远程影像共同成为三级医院远程医疗收费项目的第二大收费项目。同时，远程教育的占比增长了 13.9%，成为排名第三的远程医疗收费项目。远程查房、远程手术和远程慢病管理的利用率较低，收费占比也较低，尤其是远程护理，在国内还未广泛开展，因此在三级医院的收费中占比较低。

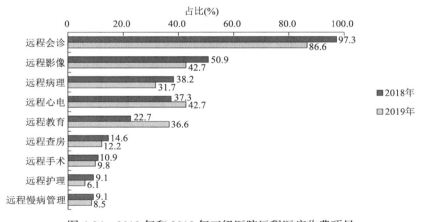

图 4-24　2018 年和 2019 年三级医院远程医疗收费项目

2018 年和 2019 年参与调查的二级医院远程医疗收费项目如图 4-25 所示，远程会诊是二级医院远程医疗业务中最主要的收费项目，远程会诊收费的二级医院占比达到 95%以上，说明绝大部分参与调查的二级医院基本都开展了远程会诊收费,这与远程会诊是我国远程医疗服务中的主要医疗服务形式密切相关。2018 年,远程影像和远程病理是二级医院远程医疗收费项目的第二梯队,占比均在 21%左右,远程心电和远程教育占比为 17%~18%,成为第三梯队。到 2019 年,远程影像、远程病理、远程心电和远程教育的收费占比都有较大幅度的增长,其中涨幅最大的当属远程心电,占比增长到 39.0%(增长了 20.9%)。随着时间的推移,二级医院远程医疗收费项目占比结构有所变化,远程影像和远程心电成为第二大类收费项目,远程病理和远程教育紧随其后(占比均达 28.6%),而远程查房、远程手术、远程护理和远程慢病管理项目在二级医院中的业务量较少,占比较低。总体来说,三级医院与二级医院主要收费项目类似,这或许与我国主要开展的远程医疗业务相关。

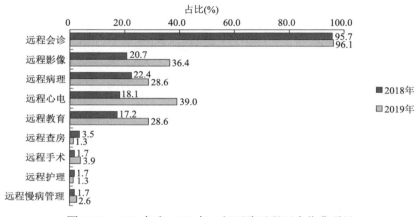

图 4-25　2018 年和 2019 年二级医院远程医疗收费项目

（3）远程医疗是否纳入医保报销目录

此外,本次研究还调查了二级医院和三级医院将远程医疗服务纳入医保报销目录的情况,结果如图 4-26 所示。2018 年被调查的三级医院中仅有 22.8%的医院将远程医疗纳入医保报销,二级医院为 31.7%。2019 年远程医疗在报销范围的三级医院和二级医院占比均有不同程度的上升,分别增长了 1.0%和 14.5%,二级医院的增幅最大。尽管如此,我国远程医疗的报销程度依然不高,缺乏相关的医保报销机制将远程医疗服务纳入我国医疗保险范围。为了更加科学合理地开展和发展远程医疗服务,需要不断地完善规章制度,其中包括扩大医疗报销范围,将远程医疗服务纳入医保报销政策。

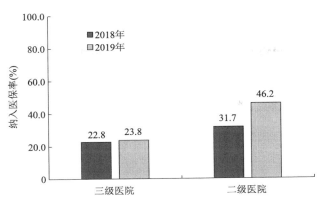

图 4-26　2018 年和 2019 年三级医院、二级医院远程医疗的纳入医保率

4.4　远程医疗发展调查结果分析

4.4.1　基础建设方面，网络建设向好发展，但仍有提升空间

　　远程医疗基础建设作为影响远程医疗发展的最基本元素,是一项持续性工作。调查显示,2018～2019 年三级医院专用网络用于远程医疗的比例上升 9.7%,达到 53.2%,二级医院和三级医院逐步采用软硬件相结合的会诊方式展开远程会诊,这也是他们的主要会诊方式,此外,无论是二级医院还是三级医院,不同医疗机构间系统的互联互通、网络基础建设及远程医疗系统的功能设计一直是医疗机构远程医疗发展需要特别重视的方面。可见,我国二级医院和三级医院的发展在网络建设和会诊方式方面呈向好发展,但我国远程医疗系统的发展在某些方面仍有较大的提升空间。系统建设方面,这两年远程综合会诊系统、远程专科诊断系统(包括远程病理诊断系统、远程心电诊断系统、远程影像诊断系统)、远程教育系统的建设率最高。

4.4.2　服务开展方面，会诊响应更及时

　　2018～2019 年会诊原因方面,医院申请远程会诊的最主要原因仍然是明确疾

病诊断和寻找治疗建议,患者要求在三级医院会诊申请原因中的占比也逐渐提升。会诊时长方面,远程会诊平均时长在 30 分钟/例以内的占比均有所上升,超过 30 分钟/例的占比均有所下降,提示平均远程会诊时长有下降趋势。会诊响应方面,2018 年三级医院普通远程会诊的平均响应时长主要集中在 12.1～24 小时,2019 年主要集中在 12 小时以内,提示三级医院普通远程会诊响应更及时;在三级医院专家点名远程会诊平均响应时长的构成中,24 小时以内响应的占比上升 3.9%,提示三级医院专家点名远程会诊响应更及时。但就整体而言,会诊响应效率还有进一步提升的空间。

4.4.3 服务收费方面,收费比例增加,收费项目变化不大,医保报销有待进一步完善

2018～2019 年三级医院远程医疗服务收费占比上升 2.2%,二级医院占比上升 6.7%,开始逐步对医疗机构的远程医疗服务进行收费,照此趋势发展,未来收费比例会越来越高。收费项目方面,整体梯队保持不变,即远程会诊位于第一梯队,是目前远程医疗服务的主要收费项目;远程影像、远程病理、远程心电等远程专科诊断和远程教育位于第二梯队;远程查房、远程手术、远程护理、远程慢病管理等位于第三梯队,这种梯队形式的出现与各项服务的开展时间和开展率不无关系。在医保报销方面,随着时间的推移,三级医院和二级医院在远程医疗服务项目纳入医保报销目录方面都有了一定的提升,医疗服务机构和政策制定者在患者获益方面做了一定的努力,但整体医保报销率不高,医保制度还需进一步完善。

本 章 小 结

本章以开展远程医疗服务的医疗机构为对象开展问卷调查,对我国远程医疗服务发展概况进行了调查,以明确服务发展改善方向。调查结果表明,我国远程医疗服务已经蓬勃发展,但还存在一些制约远程医疗快速、高质量发展的问题,其中远程医疗服务系统的软硬件设施、等待时长、服务收费等问题较为突出,这些问题是突破远程医疗发展瓶颈的关键因素和方向。

5

远程医疗服务质量评价框架构建

服务质量评价框架可为服务质量测量和评价提供理论指导和科学的步骤及方法。本章在进行远程医疗服务质量评价前，首先对基本的服务质量评价理论进行了梳理，比较经典的理论包括顾客感知服务质量理论、服务质量差距分析模型及SERQUAL 评价模型，现在大多数服务质量评价都是在此基础上发散出来的；其次对传统的医疗服务质量评价理论进行了梳理，远程医疗服务虽然加入了现代化的服务因素，但归根结底仍是一种医疗服务；最后，在典型服务质量评价理论及传统医疗服务质量评价模型的基础上，构建了远程医疗服务质量评价框架，为远程医疗服务质量评价提供指导。

5.1 经典的服务质量评价理论

5.1.1 顾客感知服务质量理论

顾客感知服务质量的概念由芬兰学者 Gronroos 于 1982 年首次提出，从患者角度出发，他认为服务质量包含三部分，即技术质量、功能质量及企业形象，并指出它是一个主观范畴。1984 年 Gronroos 提出了顾客感知服务模型，并不断对该模型进行修正，修正模型如图 5-1 所示。依据该模型可知，服务质量的高低取决于顾客对服务实际感知值（P）与期望值（E）的对比，即服务质量（SQ）＝$P-E$。当顾客对服务的感知值小于期望值时，顾客会认为服务质量低；相反，当顾客对服务的感知值大于期望值时，顾客会认为服务质量高。其中，顾客服务期望值还受市场、组织形象及口碑等因素的影响。Gronroos 的顾客感知服务模型受到国内外学者的肯定，其奠定了服务质量研究的基础。

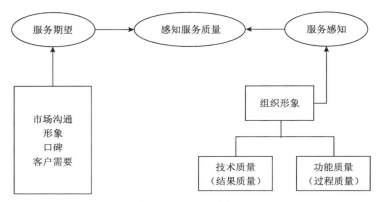

图 5-1　修正后的顾客感知服务模型

5.1.2　服务质量差距分析模型

以 Gronroos 的顾客感知服务理论为基础，1988 年美国 Parasuraman 等提出了服务质量差距分析模型（图 5-2）。该模型从供应方和顾客双方角度出发，将服务质量差距分为 5 种（Gap$i$，i=1～5），并分析了各种差距产生的原因。

Gap1：管理者认知差距。该差距的产生是因为顾客、供应方双方所处的视角不同，导致管理者并不了解顾客的服务期望，进而产生认知差距。

Gap2：质量标准差距。该差距产生的原因是面对顾客的服务期望，供应方并未选择正确的服务设计和标准。

Gap3：服务传递差距。该差距主要是指员工未按照服务质量标准向顾客提供服务。

Gap4：服务沟通差距。该差距主要是指供应方向顾客提供的实际服务与向外界承诺的服务不相匹配。

Gap5：感知服务质量差距。该差距是指顾客所感受到的服务与期望的服务之间的差距，是服务差距分析模型的核心差距，它受到前 4 个差距的影响，即 Gap5=f（Gap1，Gap2，Gap3，Gap4）。

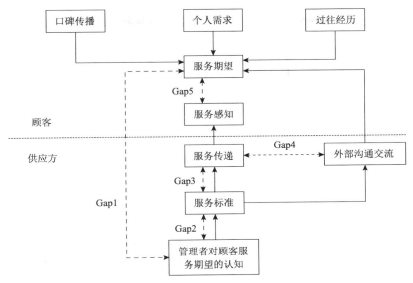

图 5-2　服务质量差距分析模型

5.1.3　SERVQUAL 评价模型

在服务质量差距分析模型的基础上，美国 Parasuraman 等提出了 SERVQUAL 评价模型来评价顾客感知服务质量。此后，Parasuraman 等还对 SERVQUAL 进行了修订和补充。修正后的 SERVQUAL 评价模型（图 5-3）包含 5 个维度，即有形性、可靠性、响应性、保证性和移情性。

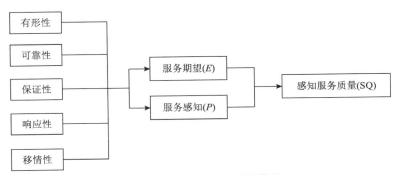

图 5-3　SERVQUAL 评价模型

其中，有形性是指组织提供服务的"有形部分"，顾客能"看得见、摸得着"，如服务设施、服务设备及员工仪表等；可靠性是指组织提供服务的能力，是否能准确、可靠地完成所承诺的服务；响应性是指组织的快速反应能力，是否能对顾客的要求做出快速回应，为顾客提供快捷、有效的服务；保证性是指员工的礼貌、礼节及能否表达出让顾客感到信任的能力；移情性是指组织坚持以人为本，以顾客为本，了解顾客的真实需要，向顾客提供个性化服务，并给予真诚的关心。

依据 SERVQUAL 评价模型，Parasuraman 等基于 5 个维度设计了 SERVQUAL 评价量表，并进行了修正，如表 5-1 所示。该量表包含期望和感知两部分，每部分均有 22 个题项，通过问卷调查得出数据，利用公式（5.1）计算出顾客期望值与感知值之间的差值来判断服务质量的水平

$$SQ = \sum_{k=1}^{R} W_k \frac{\sum_{t=1}^{n}\left(\overline{P_{kt}} - \overline{E_{kt}}\right)}{n} \tag{5.1}$$

其中，SQ 为顾客感知服务质量，R 为组织提供的服务的属性数目，W_k 为每个属性的权重，n 为每个属性包含的问题数量，P_{kt} 为第 k 个维度第 t 个问题的顾客期望服务值，E_{kt} 为第 k 个维度第 t 个问题的顾客实际感知服务值。

表 5-1　SERVQUAL 评价量表

维度	测量条目
有形性	1.有现代化的服务设施
	2.服务设施具有吸引力
	3.员工有整洁的服装和外表
	4.组织的设施与他们所提供的服务相匹配
可靠性	5.组织对顾客所承诺的事情都能及时地完成
	6.顾客遇见困难时，能表现出关心并提供帮助
	7.组织是可靠的
	8.能准时地提供所承诺的服务
	9.正确记录相关的服务
响应性	10.告诉顾客提供服务的准确时间
	11.期望他们提供及时的服务是现实可行的
	12.员工愿意帮助顾客
	13.一旦顾客提出需求，员工会立即提供服务
保证性	14.员工是值得信赖的
	15.在从事交易时顾客会感到放心
	16.员工是有礼貌的
	17.员工可以从组织得到适当的支持，以提供更好的服务

续表

维度	测量条目
移情性	18.公司会针对不同的顾客提供个性化的服务
	19.员工会给予顾客个性化的关怀
	20.员工会主动了解顾客的需求
	21.组织会优先考虑顾客的利益
	22.公司提供的服务时间能满足所有顾客的需求

5.2 经典的医疗服务质量评价理论

从供应方角度看，医疗质量是卫生服务部门及其机构利用一定的卫生资源向居民提供医疗卫生服务，以满足居民明确或隐含需求的能力的综合。从需求方角度看，医疗质量是指消费者实际获得的医疗卫生服务与期望所得两者之间的差距。但"医疗质量"并不等同于"医疗服务质量"，两者有所区别。医疗质量强调的是医疗技术属性，着眼于医护人员技术水平、医疗设备是否先进等。而医疗服务质量相对于医疗质量覆盖范围更广，除了医疗技术属性，还包括医疗技术外显形态，如患者所感受到的医护人员的服务态度、就医环境、医患交流等。

国外有关医疗服务质量的研究较早，相关组织和学者对医疗服务质量的定义沿用至今。例如，美国技术评估局（Office of Technology Assessment，OTA）（1988）提出的医疗服务质量是指利用医学知识和技术，在现有的条件下，医疗服务过程增加患者期望结果和减少非期望结果的程度。Donabedian（1988）认为医疗服务质量是指利用合理的方法实现期望目标以恢复患者身心健康和令人满意的能力。美国医学会（American Medical Association，AMA）提出医疗服务质量是指在目前的专业技术水平下，对个人和社会提供卫生服务时，所能够达到的尽可能理想的健康产出的程度。

以上 3 个概念虽然表述不同，但是均准确描述了医疗服务质量的关键，即医疗服务机构不能只提供医疗服务，还要关注患者的需要；医疗服务质量的实质就是最大限度地使患者恢复身心健康和感到满意。

5.2.1 三维质量评价

美国学者 Donabedian 于 1968 年首次提出质量评价三层次理论，即医疗服务系统的基本框架是结构、过程和结果的动态构成，将医疗服务质量分解为基础条件质量、工作环节质量和服务终末质量 3 个部分进行评价，此理论是当前健康研究领域引用率最高的经典理论之一，并成为最常使用的医疗服务质量评估范式。

Donabedian 的评价理论将医疗服务质量评价体系分为结构、过程和结果 3 个部分，有很强的针对性。医疗服务基础条件质量即硬件质量，是保证医疗服务质量的物质条件，通常包括医护人员、医疗技术、医药物资等。医疗服务工作环节质量是指实现某项医疗服务全过程的具体步骤和经过。以远程会诊服务为例，一般包括会诊预约申请、预约安排、患者病历资料传输、会诊进行、诊后回访等。医疗服务终末质量是指医疗服务改善患者健康状况的程度，是对医疗服务效果的评价，如治愈率、死亡率等。

5.2.2　IOM 模型

2001 年，美国医学研究所（Institute of Medicine，IOM）在其研究报告《跨越质量的鸿沟》（*Cross the Quality Chasm*）中提出了一种评价医疗质量的模型，该模型随后被 WHO 所采纳，成为 21 世纪衡量医疗质量的又一常用模型。IOM 在报告中提出了提升医疗系统服务质量的 6 个目标：①安全性，在医疗服务过程中让患者免于伤害；②有效性，提供最适宜的医疗卫生服务，且能够改善患者治疗结局，避免低度医疗和过度医疗；③以患者为中心，在尊重患者需求、选择和价值观的基础上提供医疗卫生服务；④及时性，减少患者等待和诊治延误时间；⑤高效性，避免医疗设备、耗材及能源的浪费；⑥公平性，提供的医疗服务质量不应该因患者的性别、种族、地理位置和社会经济地位而差异化。该模型为医疗质量评价提供了一个全新视角，相较于 Donabedian 模型，该体系内容更为丰富，对每个医疗环节都有了具体的要求，同时还增添了展望性的内容，对医疗系统的发展更具有指导意义。有学者提出以 IOM 模型和 Donabedian 模型为交叉表的横纵表目来衡量一套质量指标体系的覆盖率。

5.2.3　OECD 模型

2001 年，由亚太经合组织 23 个成员共同发起的一项国际化医疗质量评价指标项目（Health Care Quality Indicator Project）成立，在参考加拿大卫生信息研究所（Canadian Institute for Health Information，CIHI）模型的基础上，OECD 模型将医疗质量划分为4层：健康、非医疗类健康决定因素、卫生服务系统绩效和卫生系统设计及政策背景。其中，卫生服务系统绩效包括有效性、安全性和以患者为中心，是医疗质量的核心。公平性被视为贯穿于各层的一个重要问题。该模型由多个国家联合构建而成，从一个系统的角度解读医疗质量的内涵，使其能够在不同的国情下灵活应用。

5.2.4 基于传统医疗统计指标的综合评价法

目前，基于传统医疗统计指标的综合评价方法包括秩和比（rank-sum ratio，RSR）法、综合指数法、层次分析法、逼近理想解排序法（TOPSIS法）、层次分析法（analytic hierarchy process，AHP）、病例分型质量综合评价法、模糊数学法、密切值法、功效系数法、Ridit法、主成分分析法、灰色最优聚类法等。综合评价法的优点是指标固定、统一，项目简单，便于操作和处理，是一种医疗机构管理中被广泛使用的方法。其最大的缺点是忽略人的作用和治疗活动过程中的质量控制，并且在权重设置上具有很强的主观性。

5.3 远程医疗服务质量评价框架

5.3.1 远程医疗服务

对于远程医疗服务来说，从医疗的角度，美国远程医疗协会（American Telemedicine Association，ATA）定义远程医疗服务为通过电子通信的手段，如双向视频技术、Email、智能电话、无线工具等，在不同地点之间交换患者的医疗信息，从而改善医疗诊断水平的一种先进医疗诊断体。从健康范畴出发，WHO定义远程医疗服务为所有使用信息和通信技术交换有效信息进行疾病和损伤的诊断、治疗和预防、研究和评估，以及开展继续教育的卫生服务。

由上述分析可知，远程医疗服务质量作为一个亟待界定的概念与评估术语，与传统医疗服务质量的测评标准有一定差异，既不能混同于行政服务的绩效评价，也不能照搬顾客满意度测评，更不能套用产品质量或服务标准。远程医疗服务在互联网和通信设备的支撑下形成了一种多主体、多阶段的医疗服务形式，因此远程医疗服务具有移动服务的共性及医疗服务的特性，所以在评价指标的选取中既要考虑移动服务和医疗服务的共性，也要结合远程会诊的特性，综合分析远程会诊服务质量的影响因素。

5.3.2　远程医疗质量评价

传统的医疗质量评价系统往往建立在终末医疗质量评价基础上，随着医院信息化的不断发展，医疗质量评价也逐步向实时环节控制、全程互动控制方面转变，信息化医疗质量评价成为必然。梁铭会结合美国医疗质量测量发展的经验，提出我国应主要从全国性的医疗质量主管机构建立既符合国情又与国际接轨的一套完善的质量评价与改进指标体系，开发各类编码、数据库和知识库等，建立基于信息化的医疗质量测量体系。

作为远程医疗重要组成部分的无线体域网（WBAN）系统能够通过无线网络与远程数据中心实现数据的实时交互，评价无线体域网性能的关键指标包括能量有效性、吞吐量、服务质量公平性等因素，马志超设计了动态调度策略以改善节点服务质量的公平性。视频传输的过程中，网络传输的一些固有特征会使视频出现不同种类的失真。视频质量评价方法主要分为主观评价方法和客观评价方法。对视频的主观评价方法已经比较成熟，ITU 组织已经提出了两种标准方法：单刺激连续质量评价方法（single stimulus continuous quality evaluation，SSCQE）和双刺激连续质量分级法（double stimulus continuous quality scale，DSCQS）。客观评价方法包括全参考质量评价方法、部分参考质量评价方法和无参考质量评价方法等。基于无参考图像质量评价方法，王亚宁通过引入视频运动性和人类视觉系统感知特性，提出一种无参考视频质量评价方法。王晨运用系统的思想，对远程教育教学质量保证体系进行了深入研究，构建以过程为基础的远程教育质量保证体系模型，梳理了现代远程教育三种基本作用理论。任颖通过调查分析初拟现代远程教育教师教学质量评价指标体系，并通过 Delphi 收敛指标确立权重和评价标准，构建了较为系统的远程教育教师教学质量评价指标体系，包括 4 个一级指标、11 个二级指标和 34 个三级指标。

大数据时代的到来为远程医疗服务质量评价带来了机遇和挑战。基于大数据应用背景下的评价指标体系构建已在不同领域得以应用，徐青山等利用统计检验-粗糙集分析法从大量的电力数据和行业数据中筛选出关键指标，优化行业电力经理指数指标体系。杨静等在分析大数据给快递企业带来影响的基础上，根据粗糙集理论对指标体系进行约简，剔除不必要的因素，计算出必要指标属性的权重，建立了大数据时代快递企业的竞争力评价指标体系。王小娟等结合大数据特点，在采用层次分析法确定指标权重的基础上，构建了大数据环境下企业会计信息质量评价指标体系，并通过模糊综合评价法对其进行实例验证。基于此，探讨大数据环境下的远程医疗服务质量评价体系对远程医疗的良性运营、国家卫生事业的发展意义重大。

5.3.3 远程医疗服务质量评价框架构建研究

远程医疗服务质量评价框架如图 5-4 所示。

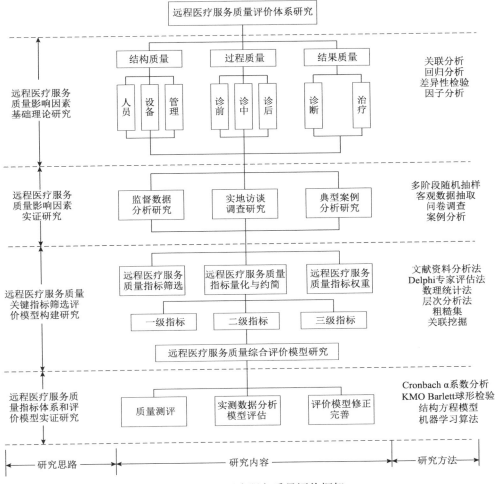

图 5-4 远程医疗服务质量评价框架

（1）远程医疗服务质量影响因素的基础理论研究

以远程医疗客观数据支持为基础，以 Donabedian 医疗质量管理理论、"4M1E" 经典质量理论等原理为指导，在持续质量改进理念引导下，立足于远程医疗服务质量管理关键靶点，研究远程医疗服务质量评价的相关基本理论问题，主要包括以下方面：

1）Donabedian 医疗质量管理 "结构-过程-结果" 三维理论是现代医疗服务质量评价的经典理论框架，是制订医院医疗服务质量评价细则的基础。本书中研究拟从 "结构质量" "过程质量" "结果质量" 3 个维度分析远程医疗服务质量影响因素。

2）在系统文献分析的前提下，运用质量控制中的 "4M1E"（即人员、设备、材料、方法、环境）质量影响因素分析原理，分析远程医疗服务质量影响因素，远程医疗服务质量管理中可简化为 "物品、人员、管理"。根据面向对象的建模方法构建远程医疗服务质量影响因素属性的层次关系模型。以远程会诊专家为例，远程会诊专家属性的层次关系模型如图 5-5 所示。同理，建立其他质量波动因素及其属性的层次关系模型。

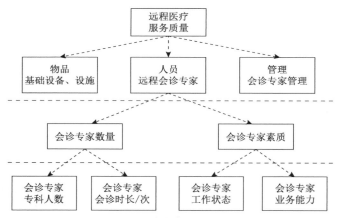

图 5-5　影响远程医疗服务质量的会诊专家属性的层次关系模型

（2）远程医疗服务质量影响因素的实证研究

采用客观数据回顾性分析、现场调查访谈和案例解剖为主的研究方法，辅以相关研究模式的设计与定性、定量分析，全面掌握远程医疗服务质量影响因素，为远程医疗服务质量关键指标构建创造条件。主要包括以下内容：

1）客观数据分析研究：选取远程医疗中心历年对 "省—市—县—乡" 各级医

院远程医疗服务质量督查数据资料及远程医疗系统中的业务数据，采用关联性分析、回归分析、差异性检验、因子分析等多种统计分析技术，分析其相关指标的信效度，遴选影响因素。

2）实地访谈调查研究：采用目的抽样结合随机分层抽样法，按照全国东部、中部、西部的划分原则，在三个不同区域分别依据不同省份经济发展水平抽取 n 个省份进行调查。调查的基本对象为医疗机构远程医疗相关工作人员。通过现场访谈及问卷调查的方式，了解不同层面、不同主体对远程医疗服务质量影响因素的观点。问卷根据 Likert 量表，提请调查对象根据自己的判断对各因素的影响程度大小进行评分。

3）远程医疗典型案例分析研究：以上述部分调查医疗机构为样本，重点研究远程医疗相关不良事件典型案例，运用失效模式、因果分析等方法解析重要的影响因素。

（3）远程医疗服务质量关键指标筛选和评价模型构建研究

拟以国际 IETF 和 ITU-T 标准、美国 JCI 评审标准、中华人民共和国国家卫生健康委员会（国家卫健委）《远程医疗信息系统建设技术指南》《医院指标评审标准》和《医院管理评价指南》为引导，结合计算机学、管理学、统计学、循证医学等多学科相关知识，在远程医疗服务质量影响因素研究结果的基础上，融合远程医疗和传统医疗服务模式特征，研究基于现实需求的远程医疗服务质量指标体系和评价模型研究，主要包括以下内容：

1）远程医疗服务质量指标筛选：基于持续质量改进（CQI）和全面质量管理（TQI）理念，在远程医疗质量影响因素研究的基础上，在远程医疗服务质量持续改进的目标引导下，构建远程医疗质量评价指标体系筛选原则和评判标准，并以此为基准，从主观和客观两方面出发，运用文献资料分析法、Delphi 专家评估法和数理统计学法，并综合考虑我国远程医疗发展的不同形式，引入资源利用组（RUG），筛选远程医疗服务质量评价关键指标。

2）远程医疗服务质量指标量化与约简：在医疗服务过程中有诸多定性评价指标，由于这些评价指标的不确定性、随机性和模糊性，难以通过实测、调查或设计确定数值，并且采用传统的定量分析法也很难对其进行评价，于是运用文字描述变量与模糊数学相结合的方法量化定性指标，实现定性变量的定量评价，科学编制量表，并引入粗糙集等属性约简理论，消除冗余，优化指标体系，构建科学合理的远程医疗服务质量评价指标体系。

3）远程医疗服务质量指标权重研究：综合运用主观定权法和客观定权法对远

程医疗服务质量指标权重进行研究。一方面可基于专家主观评价的层次分析方法确定权重；另一方面可借助机器学习算法，通过对数据的训练和学习，根据数据自身特性得出指标权重。在大数据环境下，对远程医疗服务质量指标体系进行客观评价，构建远程医疗服务质量综合评价模型。

（4）远程医疗服务质量指标体系和评价模型的实证研究

在远程医疗服务质量影响因素、指标体系及评价模型的研究基础上，应用远程医疗服务质量评价理论模型对（2）中抽取的 n 个研究对象实施质量测评，利用结构方程模型对医疗服务质量评价理论模型中的决定因素进行检验和分析，采用统计分析软件进行探索性因子分析、相关分析等检验指标要素之间的相关性、信度和效度，进一步评估远程医疗服务质量评价模型中指标体系的合理性、有效性和可操作性。

本 章 小 结

本章对经典的服务质量评价框架和医疗服务质量相关研究进行了介绍，在此基础上归纳总结了远程医疗服务的内涵及其服务质量评价基础，并提出了远程医疗服务质量评价框架，为远程医疗服务的质量评价提供指导。

参 考 文 献

梁铭会, 2014. 基于医疗信息化的医疗质量评价现状与建议[J]. 中国医院, 18(2): 1-3.

梁莹莹, 2012. 医疗服务质量评价研究[D]. 太原: 太原科技大学.

马志超, 2014. Multi-WBANs 共存环境下节能调度策略的研究[D]. 上海: 上海交通大学.

任颖, 2006. 现代远程教育教师教学质量评价指标体系研究[D]. 上海: 华东师范大学.

王晨, 2008. 远程教育教学质量保证体系框架探讨[J]. 远程教育杂志, 8(1): 40-42.

王小娟, 万映红, 2015. 大数据下企业会计信息质量评价指标体系的构建——基于模糊综合评价方法的研究[J]. 财会月刊, 14(726): 74-77.

王亚宁, 2015. 无参考视频质量评价方法研究[D]. 北京: 北京邮电大学.

徐青山, 王文帝, 林章岁, 等, 2015. 面向行业大数据特征挖掘的电力经理指数指标体系的建立与应用[J]. 电力自动化设备, 35(7): 15-21.

杨静, 张燕, 陈涛, 2015. 大数据时代快递企业竞争力研究-基于粗糙集理论[J]. 统计与决策, (13): 179-181.

周朝琦, 侯龙文, 2000. 质量管理创新[M]. 北京: 经济管理出版社.

American Telemedicine Association. American Telemedicine Association Clinical guidelines for telepathology[EB/OL].（2018-10-3）[2021-1-20]. https://www. americantelemed. org/.

Chassin MR, Galvin RM, 1998. The urgent need to improve health care quality[J]. JAMA: Journal of the American Medical Association, 280（11）: 1000-1005.

Christian Gronroos, 2000. Service management and marketing: a customer relationship management approach[M]. England: John & Sons.

Donabedian A, 1988. The quality of care: how can it be assessed? [J]. JAMA: The Journal of the American Medical Association, 260: 1743-1748.

Parasuraman A, Berry LL, Zeithaml VA, 1991. Refinement and reassessment of the SERVQUAL scale[J]. Journal of Retailing, 7（4）: 20-45.

Parasuraman A, Zeithaml VA, Berry LL, 1985. A conceptual model of service quality and its implication for future research[J]. Journal of Marketing, （49）: 41-50.

Parasuraman A, Zeithaml VA, Berry LL, 1988. SERVQUAL: a multiple-item scale for measuring consumer perceptions of service quality[J]. Journal of Retailing, 64（1）: 12-40.

Roemer MI , Montoya-Aguilar C, 1988 . Quality assessment and assurance in primary health care[J]. WHO Offset Publ, 5（105）: 1.

Speller S, Ghobadian A, Jones M, 1984. Service quality: concepts and models[J]. International Journal of Quality & Reliability Management, 11（9）: 43-66.

World Health Organization, 2013. Global Observatory for e-Health series-Volume 3. Global Observatory for Health.

6

基于流程视角的远程医疗
服务特征分析

本章针对远程医疗服务流程进行分析，基于流程视角研究远程医疗的服务传递机制，建立远程医疗服务传递模型，从全流程角度分析远程医疗服务的属性特征，并在此基础上找出在远程医疗服务过程中可能影响其质量的因素。

6.1 远程医疗服务属性分析

6.1.1 服务的属性

服务是一个比较宽泛的概念，关于"服务"的界定，各学者都有自己的认识，本书中研究从服务管理、服务营销、服务科学等角度对服务的概念进行界定（表 6-1）。

从不同角度界定的服务定义有不同的侧重点。服务管理包括生产管理、传递管理、运营管理，其研究的是那种与有形产品相关联的服务，强调从服务的特性入手分析，研究所运用的理论也大多数是从有形产品管理中引入的。服务营销研究的服务强调服务与实体的联系，以及服务的相关特性（主要是无形性和所有权不可转移性）。服务科学是研究管理与被管理关系的，旨在形成二者良性互动的和谐关系。

表 6-1　研究者从不同研究角度对服务的定义

研究角度	研究者	服务定义
服务管理	Fitzsimmons	服务是一种顾客作为共同生产者、随时间消逝的、无形的经历
	Earl Sasser	服务是无形的且易消失的，创造与使用同时或者几乎同时发生
	Hill	服务是由一个得到许可的经济实体对另一经济实体的人或物产生的某种状态或条件的变化
	Zeithaml	服务就是行动、过程和绩效
	Gronroos	服务是客户问题解决方案中的一个或一系列活动
	Gadrey	服务就是供应商与客户协同工作以转换某对象（如实体商品、信息、组织）的状态，这些对象与客户存在某种隶属关系
服务营销	Philpkotler	服务是一方能够向另一方提供的基本上是无形的任何活动或利益，并且不会导致所有权的产生
	AdrianPayne	服务是一种涉及某些无形因素的活动，它包括与顾客或他们拥有财产的相关活动，它不会造成所有权的更换。服务产出可能或不可能与物质产品紧密相连
	AMA	服务可以从销售中购买，也可以随产品购买
服务科学	IBM	协同创造和获取价值的供应商/客户交互行为。服务是一门科学，是管理，是工程
	叶天正	服务是一种关系，是一个系统

　　根据上述服务的定义可以看出，服务有以下属性：①无形性。服务的无形性是服务区别于其他实物产品的第一个特征，可以从两个方面来理解。一是从服务管理和服务营销的角度来看，相较于其他有形产品，服务是一种不能触摸或肉眼看不到的存在，不具有实物形态。二是服务是一种活动、行为、体验，是用户通过感知而获得的一种满足，用户只有在接受过服务之后，才能感知到"利益"的存在。②不可分离性。有形的工业品或消费品在从生产到流通和最终消费的过程中，往往要经历一系列流程，产品的生产与消费具有一定的时间间隔，而服务的生产与消费具有不可分离的特性，即服务的产生和消费是同时进行的，服务提供者对用户提供服务，与此同时，用户也在享用服务，二者是同时发生的。③不可转移性。从服务营销的角度来看，服务不会引起所有权的更换，由于服务生产与消费的不可分离性，服务产生的同时用户也享受服务，而且由于服务人员自身因素的影响（如心理状态、工作状态），即使同一服务人员在不同时

期提供同一服务，其效果也不尽相同，因此服务是不可转移的。④差异性。服务的差异性又称为异质性，是指服务产品的构成及其质量水平经常发生变化。这一方面取决于服务人员自身因素的影响（如心理状态），即使由同一服务人员提供的服务也有差异；另一方面，消费者自身差异（如受教育程度、认知水平、偏好）也直接影响服务的感受。⑤不可存储性。基于服务的无形性及不可分割性，使服务产品不可能像有形产品一样被储藏起来，以备未来出售。⑥服务是一种关系。从服务科学的角度来看，服务是服务提供者与被服务者之间的互动。服务提供者和被服务者是个体及公司、政府、机构等各类组织。服务关系的存在是服务提供者与客户之间存在某种期望的均衡状态。当双方的期望值达到某种均衡时，服务关系将继续发展下去；当双方的期望值达不到均衡时，服务关系就会被破坏。

总之，服务是被服务者和提供服务者在一定的技术、资金、设备等的基础上互动、以合作创造价值并获取价值的情形，它能给企业带来新利润，同时也能够使服务行业的工作人员获得新技能。例如，在远程医疗服务中，在医生与患者间的互动过程中，双方都能从中获益——这在服务中称为"获取价值"。医生获得诊金，患者获得健康检查并（希望）康复，他们共同生产价值并在生产过程中双方创造并获取价值。同时，它是一个以人为核心的系统工程。当然，这里的"人"指的不仅仅是个体，还包括集体、机构、公司、政府等各类组织。

6.1.2 医疗服务属性

（1）医疗服务含义

医疗服务是以患者和一定社会人群为主要服务对象，以医学技术为基本服务手段，以满足医疗保健需求为主要服务目的，以蕴涵生命健康和安全的医疗产出及非物质形态的健康服务为主要形式的服务。它由三部分构成。

1）核心医疗服务：是医疗服务的最基本层次，也是患者的根本需求。例如，患者申请远程会诊，他的根本需求就是为了寻求专家的诊断，获得更有效的治疗方法。

2）形式医疗服务：是医疗服务的第二层次，也是医疗服务的实体或外在表现。例如，医疗服务的项目类型、医疗技术水平高低、医疗设备先进与否、诊断准确性、治疗质量与效果等。

3）附加医疗服务：是医疗服务种种附加利益的总和，也是患者所需求的医疗服务的延伸部分。它包括医学常识的普及、健康教育、病情交流咨询、就医环境、交通便利情况等。

（2）医疗服务与一般性服务的相似性

医疗服务是一种特殊的服务，既具有服务的一般性质，又具有自己的独特性。它与一般性服务的相似性主要包括以下方面：

1）无形性：医疗服务是服务的一种，首先，它的很多元素都看不见、摸不着，如医生给患者把脉，患者并不知道医生是如何诊断自己的病情的。其次，患者在就医之前也不知道治疗效果会怎样。最后，患者对医疗服务质量的评价也是主观的，他们的判断更大程度上依据医院的口碑、医护人员的态度、医疗设施的先进性和就医环境等有形线索。

2）不可分割性：通常有形产品从生产到最终消费要经过一系列中间环节，但医疗服务的生产与消费无中间环节，是同时进行的。也就是说，医生为患者诊治时，患者必须在场才能判断病情，同时诊治效果的好坏也需要患者的参与和配合。

3）差异性：只有标准化的产品，没有标准化的服务。医疗服务也是如此，同样的医生，不同的患者，诊治方案不同；同样的医生，面对同样的患者，因病情不同，诊治方案也会不同。医疗服务受多种因素的影响，如医护人员的技能、态度，患者的经济水平、个人体质，医疗设备，就医时间、地点等。

4）不可存储性：有形产品可以储存，但是医疗服务却不能。医疗服务的生产必须与即时消费需求相匹配，只有患者到医院就医才会有医疗服务的提供，而不能将医疗服务存储至需求高峰时再进行供给。

（3）医疗服务独特性

医疗服务具有双重性，它既要满足广大人民群众的基本医疗需求，又要竞争和营利，因此除了以上相似性外，医疗服务还具有自身独特性。

1）伦理性和公益性：伦理性要求医护人员发扬救死扶伤的人道主义精神，充分尊重患者知情权、选择权和隐私权等；公益性要求医疗机构坚持社会效益先于经济效益，满足人民群众基本医疗需求。

2）时间性和连续性：时间性强调医护人员在诊疗与救治患者过程中要争分夺秒。另外，医疗卫生机构必须给予 24 小时服务，以满足患者随时就医的需求。连续性是指在医疗服务的实现过程中，从患者就诊到诊断治疗，再到后期康复观察，这个过程是连续的。因此，建立首诊负责制、病史档案等制度是必要的。

3）广泛性：一是指医疗服务的对象为每个人，二是指医疗服务的种类多，三是指病种繁多。它正好对应着医疗服务的公益性，要求医疗服务能满足广大人民群众的各种医疗需求。

4）衡量产出的困难性：医疗服务的公益性要求医疗机构不以营利为目的，导致医疗机构难以凭单一的经济指标衡量绩效，理想情况下的医疗机构产出指标是以最小的投入获得人民群众健康水平最大的提高。

5）医患关系的特殊性：在其他服务行业，占据主导地位的是顾客，但医疗服务提供的是技术专家式服务，这导致了医患双方信息不对称，医护人员在医患关系中占据绝对优势。正确处理医患关系，避免医患纠纷也是医疗活动的重要一环。

6.1.3　远程医疗服务属性

远程医疗是网络技术与医疗技术结合的产物，其主要包括三部分内容：一是医疗服务提供方，即具体优质医疗资源的上级医院，为基层地区的患者提供远距离医疗诊断服务，为基层医生提供指导建议；二是医疗服务需求方，既可以是缺乏医疗能力和条件的基层医院的医生，需要寻求上级医院专家的指导，也可以是患者，为寻求更优质的医疗资源和医疗服务；三是联系两者的通信网络及诊疗装置。在远程医疗服务过程中，由远程医疗服务的实际需求者（患者）提出对远程医疗服务的需求，通过各方主体的相互协作为患者提供优质的远程医疗服务。

远程医疗服务具有多方面的优势：①促进优质医疗资源下沉，推动医疗服务的公平。大城市由于"虹吸效应"，吸引了大量的优秀人才，集中了大量的优质医疗资源。与此同时，人口越集中，医生看病经验越丰富，其诊治水平也越高，此问题即便在发达国家也同样存在。但是，远程医疗服务可以在医疗资源仍然集中于大城市的前提下，在一定程度上实现农村患者可直接享受城市的医疗服务，从而推动医疗服务的公平。②降低医患双方的成本，挽救更多的生命。远程医疗服务既可以降低医生外出就诊的各种成本，也可以降低患者尤其是偏远地区、农村患者往返奔波于住所与医疗机构的各种费用。③提高基层医疗服务质量，优化医学资源的配置。远程医疗服务可以通过远程专题教学与培训的方式，利用优质医院的学科权威资源，由学科学术带头人组织所有合作科室医生，通过实时收看、录像收看、网络点播等多种方式，接受远程培训教育，充分为合作医院提供与各学科学术带头人相互交流的平台和机会，从而提高当地医院医护人员的业务及技术水平，有效提高基层医疗服务质量。此外，远程医疗还可以优化医疗资源的配置，实现医疗信息资源的共享。远程医疗有其明显的优势，但也有显见的不足之处。比如，医生与患者之间缺乏面对面交流；医生与患者的联系借助于远程医疗会诊系统，增加了一个环节，在扩展了用途的同时，也就多了一个出错的环节；会诊的质量受到远程医疗会诊系统、会诊专家及系统操作人员水平等方面的限制。目前，在国际上远程医疗尚未形成一套完整的质量控制和法律理论体系，因而进行远程医疗的质量控制和探索有效管理方法是一个重要而又艰巨的任务。

6.2　远程医疗服务流程与管理

远程医疗服务作为传统医疗服务的补充和延伸，同时具备部分传统医疗服务特点和信息技术支撑下的新型医疗服务特性。提供远程医疗服务的基本流程如下：

（1）具备基本条件

医疗机构具备与开展远程医疗服务相适应的诊疗科目及相应的人员、技术、设备、设施条件，符合远程医疗相关卫生信息标准和信息安全的规定。远程医疗分中心应指定部门或者人员负责远程医疗服务相关仪器、设备、设施、信息系统的定期检测、登记、维护、改造、升级，确保远程医疗服务系统（硬件和软件）处于正常运行状态，若管理人员工作调动，应办理交接手续。

（2）签订合作协议

医疗机构之间开展远程医疗服务时要签订远程医疗合作协议，约定合作目的、合作条件、合作内容、远程医疗流程、双方权利义务、医疗损害风险和责任分担等事项。

（3）患者知情同意

邀请方（远程医疗分中心）根据患者病情需要提出远程医疗申请前，应当向患者充分告知远程医疗会诊的目的并签署知情同意书，不宜向患者说明的，须征得其监护人或者近亲属的书面同意。邀请方会诊后应将会诊结果记入病程记录，并向患者或其亲属通报远程医疗会诊结果。

（4）提供远程医疗服务

受邀方应当按照相关法律法规和诊疗规范的要求提供远程医疗服务，并出具由相关医师签名的诊疗意见报告。邀请方和受邀方要按照病历书写及保管有关规定共同完成病历资料，原件由邀请方和受邀方分别归档保存。例如，提供远程医疗服务时，分中心需要严格执行会诊基本流程：登录系统→提交会诊申请→上传病历资料（准备）→会诊预约→材料接收→材料审核→协调专家→会诊安排→启动设备→申请医师汇报病例的病情及病史→专家诊断→会诊病例讨论→形成诊断方案/治疗方案→会诊结束（材料整理备案）。

远程医疗区别于传统医疗服务，具有多主体、多需求、多阶段、多流动、多因素等特点，为促进远程医疗服务的有序开展，远程医疗服务设计的各用户（行政监管用户、系统运行维护管理用户、服务运营用户、业务实施用户、患者）需紧密配合、有效沟通，并且远程医疗服务需严格按照服务流程进行，保证流程的通畅性。下面以远程医学会诊为例具体阐述其服务流程框架。

6.2.1　远程会诊服务流程

远程会诊是申请方向专家端申请远程会诊，申请方在申请时上传患者相关医疗记录，经受邀方远程会诊中心审核后，上级医院远程会诊中心工作人员进行分诊，确定会诊专家和会诊时间并反馈给申请方，申请方医生和受邀方专家在约定时间通过双方医院的远程会诊设备展开远程会诊，通过对患者电子病历、医学影像等相关临床诊疗资料的实时共享开展对患者病情的指导建议和讨论，进一步完善并制订更具针对性的诊疗方案，形成一致诊断或治疗方案，结束远程会诊。在会诊结束后，申请方填写会诊评价，对本次会诊进行反馈以促进远程会诊的可持续发展，并扫描上传会诊报告，至此，完成整个远程会诊过程。远程会诊服务的基本流程如图 6-1 所示。

依托远程会诊平台，实现基层首诊、小病社区解决，必要时进行远程会诊，通过远程会诊系统接受专家服务，解决疑、难、急、重疾病，以真正达到资源共享的目的。为提高优质医疗资源的利用率和基层医疗水平，便于基层特别是广大农村地区群众获得方便、及时、有效、优质的诊疗服务，减轻患者经济负担，促进远程会诊工作健康有序地开展，远程医疗服务涉及的各用户（行政监管用户、系统运行维护管理用户、服务运营用户、业务实施用户、患者）需紧密配合及有效沟通，并严格按照服务流程进行。

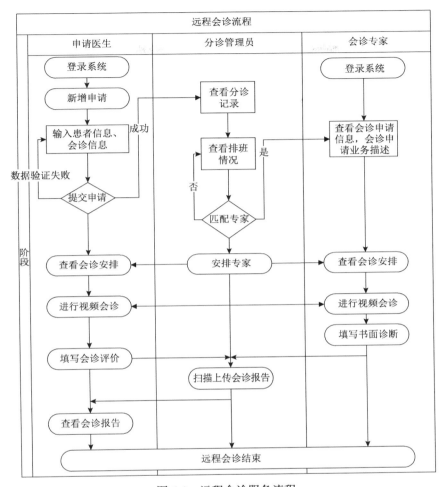

图 6-1　远程会诊服务流程

6.2.2　远程会诊服务流程管理与质量控制

远程医疗服务打破了以往医生与患者一对一的格局，取而代之的是多对一的服务模式，多名服务人员联合作业为一名患者服务。其中有请求会诊的医生和接受会诊邀请的专家、双方会诊中心的技术人员及通信保障人员等，因此管理显得尤为重要。管理的内容按远程会诊系统的运行模式可分为两类，即会诊业务管理与系统功能管理。

（1）会诊业务管理

会诊业务管理包括以下 8 项：会诊站点的查询与选择，会诊专家数据库的维护、查询与选择，申请远程会诊，会诊预约管理，实施会诊，视频会议，会诊资料处理，会诊计费等。

实现远程会诊主要有 4 个要素，即会诊专家、会诊信息、会诊辅助操作人员和会诊系统；按会诊过程的时间序列分为会诊前阶段、会诊阶段和会诊后阶段。在远程会诊中应分阶段全程控制服务质量。

1）会诊前阶段：会诊的专家为所在医院推荐的具有高级技术职务的专业技术人员，经资格审查确认其具有会诊能力及专业水平方可会诊。申请方提供的会诊信息应包括会诊所需的图文、影像等资料，且结果准确可靠。会诊专家要预先审看会诊信息。参加会诊的辅助操作人员具有医学基础知识，经培训合格能正确操作远程会诊系统。负责远程会诊的科室负责预约专家，安排会诊时间，对可能涉及多科室的疑难病症预先安排其他专家共同会诊。

2）会诊阶段：患者或经治医生（患者不能到场时）简要汇报病史，会诊专家问诊并逐项核对会诊信息资料，对涉及诊断治疗依据的关键性资料要现场调阅，双方用共享方式共同确认。在此基础上，专家独立分析，提出会诊意见。会诊结果由专家手写或计算机录入签名后连同会诊资料传输给申请方，供当地医院医生用作诊断治疗参考。

3）会诊后阶段：分类建档保存会诊资料，包括申请方提供的会诊信息，会诊过程中形成的声音、影像、图文等资料，以供查阅、研究和总结。

（2）系统功能管理

系统功能管理包括以下四项：审核新建站点，审定入网专家资格，转诊管理，会诊综合信息统计。应用远程会诊系统，要使专家的医疗水平得到充分发挥。会诊申请方的工作必须达到以下标准：①提供给专家的检查结果要全面、系统、准确；②提供给专家的各种影像资料要清晰可辨；③对会诊站点的设备进行良好的维护，操作技术熟练。

患者接受远程医疗服务，其各种检查资料存于各类数据库中，有一定的公开性，但是患者的隐私权不受侵犯也十分重要。在会诊系统的研制中，应充分考虑患者资料保密这一因素，可以采用"防火墙"技术，保证网络资源不受外来"黑客"的侵扰；采用加密技术，保证只有患者预约的专家才有权调阅、查询该患者资料。当会诊或诊疗工作完成后，应及时下载全部有关信息，并派专人保管，从而较好地解决患者资料的保密性问题。

实施远程医疗服务要重视有关规章制度的建设，制订相应的制度可起到规范远程医疗服务行为的作用。以上各项管理中，会诊专家数据库的维护是一项长期工作，需不断更新和补充，会诊必须了解专家、熟知各专业的学术权威，才能保证会诊效果。为此，建立多学科专家体系数据库供患者和临床医生选择，是医疗卫生系统需要联合协作的一项重要工作。

　　远程医疗服务是在远程条件下做出的，所凭借的资料有限、时间有限。远程医疗服务提供的诊疗意见仅具有指导性、参考性，对患者的医疗决策及其实施应由患者所在当地医院的经治医生负责。当发生医院与患者医疗纠纷时，应由双方协商解决，若分歧较大，可暂由上一级卫生行政部门的医疗事故鉴定委员会仲裁解决。在发展远程医疗的过程中，对医疗事故要预防在先，努力避免引起新情况下的医疗纠纷。

6.3　远程医疗服务传递及其影响因素分析

6.3.1　服务传递理论

　　20 世纪 80 年代，Gronroos 在《服务市场营销管理》（*Service Management and Marketing*）一书中曾将服务传递描述为：在特定的地点与特定的时间，服务人员或服务企业把握住机会向顾客展现自己的服务质量。秦远建等在前人的研究成果的基础上将服务传递定义为：服务提供方为满足接受方的需求，将服务从提供方传递到接收方的过程。在这个过程中，服务从后台传递到前台。前台员工接受顾客的服务请求，然后将该服务请求传递给后台员工，后台员工收到请求后，将顾客要求的服务传递到前台区域，前台员工再将服务传递给顾客，如图 6-2 所示。

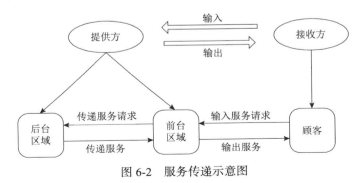

图 6-2　服务传递示意图

美国著名的服务管理学家 Shostaek 认为，服务传递系统可以用一个可视图来描述，并可进行服务设计，即服务传递系统可以用服务蓝图表示。目前，国际上流行使用服务蓝图来对服务传递过程进行描述，这是服务过程设计的一种标准工具，它能通过可视的方式有效描述服务传递的过程。服务蓝图包括顾客行为、前台员工行为、后台员工行为和支持过程 4 个部分，以及外部相互作用线、可见性线和内部相互作用线三条分界线，如图 6-3 所示。

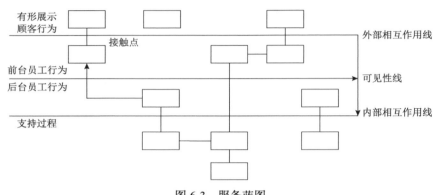

图 6-3　服务蓝图

顾客行为包括顾客在预订服务、消费服务和评价服务过程中的各种行为。顾客在进行这些行为的过程中与服务提供方的某些员工发生了接触，这些与顾客直接发生接触的员工称为前台员工，他们在为顾客提供服务的过程中所产生的行为称为前台员工行为，该行为围绕着前台员工与顾客之间的相互关系而展开。而那些发生在幕后，不与顾客直接接触，只提供服务，使前台与顾客的交互行为能够发生，即支持前台行为的雇员行为称为后台员工行为。

在三条分界线中，最上面的一条线是"外部相互作用线"，它代表顾客与服务提供组织间直接的接触和互动，一旦有垂直线与之相交叉，就说明顾客与服务提供方直接发生了接触，产生了一个服务接触。中间的一条水平线是"可见性线"，通过分析发生在"可见性线"以上及以下的服务数量，就可看到为顾客提供服务的情况，并区分哪些活动是前台员工行为，哪些活动是台后员工行为；第三条线是"内部相互作用线"，用以区分服务提供方员工的工作和其他支持这些员工的各种支持活动，是"内部顾客"和"内部服务人员"之间的相互作用线，如有垂直线和它相交叉则意味着发生了内部服务接触。

服务蓝图与其他流程图最为显著的区别是顾客及其看待服务过程的观点。用服务蓝图对服务传递系统进行描述，第一步，要确定顾客在消费服务产品的过程中，同服务组织发生的每一种相互作用（前台部分）。这些相互作用以顾客可能接受的基本服务为基础。第二步，规划基本服务所对应的服务后台流程。基本服务的划分以顾客可能接受的服务为根据，应从顾客和服务前台的角度为出发点。在服务组织中，服务前台仅仅是将服务传递给顾客，服务后台才是真正的服务生产者。基本服务的实现需要后台的支持。第三步，整合服务前台和后台的工作，即从全局的角度安排整个服务流程。

6.3.2　远程医疗服务传递

远程医疗服务质量是对远程医疗中心工作的综合评价。从供应方角度看，指的是远程医疗服务提供方根据自身医疗水平和资源能够向有需求的用户提供的服务的水平，如诊室数量、专家数量、专家水平等；从需求方角度看，远程医疗服务质量是该服务满足用户需求的情况，如用户在接受远程医疗服务时的感知质量等。同时，远程医疗的服务质量涉及远程医疗的全过程，从诊前的预约到正式会诊，再到诊后的随访和治疗效果评估，每个节点都影响着远程医疗的质量，所以在评价远程医疗服务质量时，要综合考虑远程医疗的全过程及各个方面。

远程医疗不同于传统的医疗模式，在远程医疗过程中不仅有医务人员的服务，还有远程医疗系统提供的支撑，研究远程医疗服务质量时，不仅要考虑人员的服务质量，还要考虑远程医疗系统的质量。

远程医疗服务过程是服务传递的过程，即通过对后台输入要素的加工处理，转换成前台的输出要素，传递给有需求的一方。根据远程医疗服务传递模型（图6-4），顾客不单指患者，还包括一切有需求的个人或企业。远程医疗是下级医院向上级医院提出会诊申请，上级医院同意并指派专家后，通过双向视讯的手段，使双方可以实现远距离问诊。在远程医疗过程中，中心医院医生和基层医院医生针对患者病情进行交流探讨以得出进一步的治疗方案，实现了高层级医院医生与低层级医院医生之间的知识转移和信息沟通，在双方交流过程中，中心医院医生将临床经验和知识传递给基层医院医生，实现了医生之间的知识转移，丰富了基层医院医生的临床知识，也培养了基层医院医生的临床技能，这实质上是基层医院医生潜在的学习和培训过程，是对他们的指导。所以在整个过程中，远程医疗的实际使用者是基层医院医生，其对会诊的流程、医院的情况和宏观政策相对熟悉，能切身地感受到远程医疗全流程的服务质量，也能清楚地知道远程医疗是否对自己的治疗方案有帮助，以及了解患者的最终状态，而且基层医院医生具有良好的专业背景和专业的知识技能，相比于患者，基层医院医生对远程医疗的评价更客观、具体，并且能够反映现实情况。

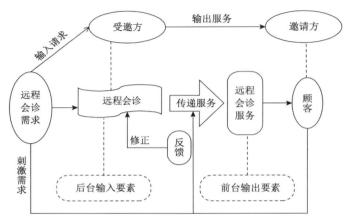

图 6-4　远程医疗服务传递模型

本 章 小 结

本章介绍了服务的概念及属性，由此引入远程医疗服务，并对远程医疗服务的特征进行了分析。之后，介绍了远程医疗服务的流程框架，以远程会诊为例详细阐述了远程医疗服务流程，并对远程医疗服务流程管理的质量控制过程进行系统阐述。最后，介绍了服务传递的基本理论及远程医疗服务传递模型的构建，对远程医疗服务的过程及服务传递进行了细致的描述，为后续研究远程医疗影响因素提供了理论基础。

参 考 文 献

丁宁, 2012. 服务管理[M]. 第 2 版. 北京: 清华大学出版社/北京交通大学出版社, 284.
杜金玲, 2011. 饭店服务传递中的一线员工角色压力分析及启示[J]. 现代企业教育, （22）: 142-143.
菲利普·科特勒, 1997. 营销管理[M]. 第 8 版. 王永贵等, 译. 上海: 上海人民出版社.
李力平, 2010. 企业服务传递系统的优化[J]. 企业改革与管理, （7）: 75-76.

刘树清, 张怀亮, 刘冠田, 等, 2000. 远程医疗服务模式的现状与发展[J]. 解放军医药杂志, 12(5): 324-325.

秦远建, 邵红玲, 2009. 服务传递能力的影响因素研究[J]. 商业时代, (2): 26-28.

王培林, 2008. 服务科学研究与分析[J]. 图书馆杂志, 27(3): 2-7.

翟运开, 2016. 远程医疗服务传递模型的构建及其影响因素研究[J]. 中国卫生事业管理, 33(6): 410-412.

A·佩恩, 1998. 服务营销[M]. 郑薇, 译. 北京: 中信出版社, 287.

Blankson C, Kalafatis SP, 1999. Issues and challenges in the positioning of service brands: a review[J]. Journal of Product & Brand Management, 2(8): 106-118.

Fitzsimmons JA, 2014. Service management: operations, strategy, and information technology[J]. International Journal of Service Industry Management, 10(2): 263.

Gadrey J, 2002. The misuse of productivity concepts in services: lessons from a comparison between France and the United States[M]. United Kingdom: Edward Elgar Publishing.

Gronroos C, 1990. Service Management and marketing: managing the moments of truth in service competition[M]. Massachusetts: Lexington Books.

Hill TP, 1977. On goods and services[J]. Review of Income and Wealth, 23(4): 315-338.

IBM Research, 2007. Services science, management and engineering—services definition[EB/OL]. (2007-06-30)[2020-10-28]. http://www.research.ibm.com/SSME.

Sasser WE, Olsen RP, Wyekoff DD, 1978. Management of service operations[M]. Boston: Allyn and Bacon.

Zeithaml VA, Bitner MJ, Gremler DD, 2017. Services marketing: integrating customer focus across the firm[M]. 7th ed. New York: McGraw-Hill.

7

远程会诊服务质量多维测评
指标体系构建

本章首先介绍了远程会诊服务质量测评指标的选取原则，并在此基础上对移动服务质量和医疗服务质量的相关文献进行研究，结合远程会诊服务特性，从多个维度研究远程会诊服务质量的影响因素；其次引入模糊语言评价对关键指标进行识别，进而构建更为优化的多维远程会诊服务质量评价指标体系，为后续研究提供支撑。

7.1 远程会诊服务质量测评指标的选取原则

本书中研究根据文献研究、实地调研，并结合远程会诊服务的特性选取远程会诊服务质量测评指标，指标选取主要遵循以下原则：

（1）以患者为中心的原则

远程会诊是服务于患者的，最终接受的是患者，所以能做出评价反映的也是患者。目前医疗服务质量评价密切围绕"以患者为中心"，本书中研究在设定远程会诊服务质量测评指标时也遵循"以患者为中心"的原则。在设定和选取指标体系时，应认真了解患者的真实想法、需求，选择指标要考虑患者重视的因素。在当今医疗资源下沉有限的大环境下，远程会诊服务需要更多地从患者角度出发，考虑患者关注的重点，如收费、服务及时性、服务效果等。

（2）科学性原则

科学性原则是指指标的选取、指标权重确定、调研、数据收集与处理等要坚持科学的原则，要保证正确评价需要指标体系数量合适，以便真实有效地做出评价。

（3）全面性原则

远程会诊服务包含发起申请、安排会诊、治疗、收费等多个项目，涉及面广，相对比较复杂。因此，远程会诊服务质量测评指标体系应能反映远程会诊服务各个方面，应全面地反映患者的服务需求。

（4）独立性原则

独立性原则是指指标相互独立，避免指标反应特征的重叠。如果指标之间存在较明显的相关性，则会影响服务质量的评价结果，可能会失去使用价值。所以，在建立指标的过程中要做到层次分明，避免指标间尤其是同一层指标过多的特征交叉，从而保证指标的独立性，使之有较高的区分度。

（5）可操作性原则

可操作性包括两方面：①评价指标数据、研究数据容易获取；②在评估过程中会涉及各个方面的人，其知识水平等差异性较大，所以设置的指标应容易被理解，从而保证结果的有效性和准确性。

7.2　远程会诊服务质量测评指标选取

7.2.1　主维度选取

移动服务作为传统服务的扩展，既有传统服务的共性，又有移动服务的特性，同样，远程会诊服务既有传统医疗服务的共性，也有自身服务的特性，所以在影响因素分析中要结合远程会诊的特性，综合分析远程会诊服务质量的影响因素。学者们从各个维度对服务质量的评价指标进行了研究，如表7-1所示。

移动服务和远程会诊服务有诸多相似之处。首先，两者均是通过网络平台为顾客提供服务，所以研究远程会诊服务质量评价指标时考虑了移动服务质量的网络质量。其次，两者均需用到视音频等系统设备，因此将系统质量纳入评价体系中；然后，两者属于通过人机交互或人与人通过系统设备为顾客提供服务的，交互质量在服务过程中也十分重要；再次，服务质量的测评重在对结果质量的评估，所以结果质量不容忽视。最后，由于远程会诊过程涉及多方参与人员，而传统医疗质量评价的"结构-过程-结果"三环节理论得到了广泛的应用，其中过程质量和结果质量与上文中的交互质量和结果质量相似，因此额外增加结构质量来衡量远程会诊服务质量。同时，本书中研究表明表 7-1 中未列举的指标，如信息质量、环境、平台等都可以归入网络、系统、结构和交互质量中。综上所述，本书中研究借鉴移动服务质量并融合传统医疗质量评价的"结构-过程-结果"三环节理论，最终确定远程会诊服务质量测评指标体系的主维度，包括网络质量、系统质量、结构质量、交互质量和结果质量。

表 7-1　服务质量可用评价维度指标

研究人员	评价维度指标
Lu 等	互动质量、环境质量、结果质量
Tan 和 Chou	感知有用性、易用性、内容、多样性、反馈、实验和个性化
Al-Hubaishi	交互质量、环境质量、信息质量、系统质量、网络质量和结果质量
郑德俊	功能满足质量、用户关怀质量和技术系统质量
赵杨	服务环境、交互性、信息控制和服务效果
王博雅和邓仲华	环境、平台、资源、交互、个性化和安全质量

7.2.2　影响因素选取

（1）文献研究

一些研究表明，等待时间通常会影响患者的满意度，且参与程度与总体满意度密切相关，同时医生花费的时间及医务人员的态度、信息的清晰度都与患者满意度密切相关。学者们还从其他方面评估了服务质量，本部分根据文献研究将远程会诊服务质量影响因素归纳到网络质量、系统质量、结构质量、交互质量和结果质量中，如表 7-2 所示。

（2）远程会诊特征分析

远程会诊主要是面向各级医疗机构服务站点，根据业务需要而开展的医疗活动。远程会诊是申请方申请会诊，受邀方医院根据会诊申请安排专家，确定时间，在规定时间双方针对患者病情开展远程会诊，并通过双方医生的探讨，进一步完善诊疗方案，给出诊断意见和报告的过程。远程会诊流程中涉及的人员是服务运营人员、业务实施人员和患者，申请端即基层医疗机构，专家端即受到邀请的中心医院专家，管理员端即中心医院的服务运营人员。远程会诊流程的各个节点的质量都能影响远程会诊的服务质量，所以在对远程会诊服务质量进行评价时，要考虑远程会诊流程中各个节点质量。而远程会诊的流程包括以下三个方面。

表 7-2　远程会诊服务质量影响因素

主维度	子指标	来源
网络质量	网络服务提供商	Lim 等
	网络类型	明均仁等
系统质量	视音频终端类型	Kim 等
	设备质量	Lu 等，Carlucci
	流程便利性	Lu 等，Kim 等
	操作易用性	Lu 等，Kim 等，明均仁等
结构质量	医患比	焦翔等
	会诊人次	刘梦等，高洪达等
	诊室周转次数	刘梦等，高洪达等
	收费依据	Kim 等，Lim 等
交互质量	预约渠道	明均仁等
	等待时间	Carlucci，汪文新等
	资料完整性	汪文新等
	申请方医生职称	明均仁等
	专家职称	Lu 等，明均仁等
	运营人员工作态度	Lu 等，Kim 等
	专家态度	Lu 等，Kim 等
	诊断符合率	Carlucci，高洪达等
结果质量	信息有用性	Lu 等，明均仁等
	治疗效果	Lu 等，汪文新等，高洪达等

1）会诊申请：当基层医院医生遇到疑难病例，需要求助中心医院医生时，会刺激远程会诊需求，进而由基层医院医生在远程医疗信息平台上进行申请并上传病历资料。中心医院工作人员查看会诊申请，联系并安排会诊专家，确定会诊时

间并向基层医疗机构反馈，以完成会诊申请。在会诊申请过程中，中心医院的响应效率会直接影响远程会诊第一阶段的服务质量，而双方医院的水平差异、申请方的申请目的差异也会间接影响服务质量，此外，会诊预约渠道也不是统一的，所以等待时间、预约渠道、邀请方医院水平和申请目的会影响会诊申请阶段的服务质量。

2）会诊进行：完成会诊申请后，在约定时间由工作人员将设备准备完毕后，双方医生通过视音频设备对患者的病历信息进行讨论、交流，通过远程会诊得出诊断意见并完善进一步治疗方案。此时，涉及的是会诊过程中的服务质量，在双方交流过程中，知识的不对称会阻碍双方的交流，时间价值、便利价值和感知质量能够正向影响服务质量。因此，本书中研究将申请方医院水平、双方医生职称、运营人员工作态度、专家工作态度、会诊时长和信息有用性纳入会诊过程中的服务质量影响因素。同时，远程会诊服务区别于其他医疗服务，可以将患者留在当地，克服地域的限制，极大地节省了交通成本。陈丽认为再入院率是衡量医疗服务质量的一个重要指标，因此本书中研究将交通成本和再会诊率也纳入影响因素范畴，用以衡量远程会诊服务质量。

3）会诊评价：在会诊结束后，需要申请方对本次会诊进行反馈评价，即对整个会诊过程中的服务进行评价，评价内容需结合各地自身情况进行设置和反馈，而反馈系统为远程会诊服务质量的评价提供了基础数据，为远程会诊的发展提供了理论基础。

上文介绍了服务质量的通性、远程会诊的特性，为远程会诊服务质量的测评指标体系的构建提供了理论指导。

7.3　初始测评指标体系构建

从对移动服务质量、医疗服务质量和远程会诊特性的归纳和总结中，可以看出，远程会诊具有移动服务质量、医疗服务质量的通性及其自身的特性，因此，本书中的研究通过分析相关领域文献，在远程会诊特征分析和质量界定的基础上，依据指标选取原则，将远程会诊服务质量测评维度归纳为网络质量、系统质量、结构质量、交互质量、结果质量以分析远程会诊服务质量的影响因素，构建初始测评指标体系（表 7-3），并集合医生对远程会诊服务的整体满意度来构建评价模型。

表 7-3　远程会诊服务质量初始测评指标体系

主维度	子指标
网络质量	网络服务提供商
	网络类型
系统质量	视音频终端类型
	设备质量
	流程便利性
	操作易用性
结构质量	医患比
	会诊人次
	诊室周转次数
	收费依据
交互质量	预约渠道
	等待时间
	申请方医院水平
	交通成本
	申请目的
	资料完整性
	申请方医生职称
	专家职称
	运营人员工作态度
	专家态度
	会诊时长
	诊断符合率
结果质量	信息有用性
	治疗效果
	再会诊率

（1）网络质量

远程会诊服务是建构在网络平台上的，所以在考虑影响因素时要考虑网络质量。网络质量即服务运行过程中网络速率等对远程会诊服务的影响。衡量网络质量的因素有很多，如网络丢包率、吞吐量、采样率等，但是考虑到数据的可取性，在本书中研究采用网络服务提供商和网络类型来衡量网络质量。网络服务提供商包括移动、电信、联通和其他；而网络类型可以用来反映网络速率，主要是资料传输过程中的响应速度和传输速度，以及是否有卡顿等情况，网络类型主要分为四种：专用网络（MSTP、SDN 等）、虚拟专用网络（VPN）、互联网和 4G/5G。

（2）系统质量

系统质量即远程会诊服务过程中所涉及的信息传递方面的技术质量，远程会诊服务是以远程医疗信息平台为媒介开展的，所以在考虑影响因素时要考虑信息平台的质量。由于远程会诊不可避免地需要通过发送辅流等方式传递图形、图像等信息，也包括交互过程中的视音频信息，所以视音频质量和设备质量也对远程会诊服务质量起着至关重要的作用。同样由于数据的可及性，此处采用视音频终端类型来反映视音频质量，视音频终端类型主要分为智真会议系统（大型多屏终端）、一体化终端（集成式便于移动）、分离式终端（屏幕及摄像头另外配置）、终端一体机（小型机，集成摄像头及话筒）和其他设备。设备质量则是通过设备的故障次数来衡量的。流程便利性意为会诊申请和操作流程的便利程度，远程医疗信息平台主要是为远程会诊的开展进行服务的，因此不需要繁杂的程序。操作易用性则是平台的易用程度，如是否简单易操作、容易上手。

（3）结构质量

结构质量是远程会诊的现实情况，包括人员配置、环境、收费等各种情况。医患比是用来反映该专科医务人员工作效率的指标，同时反映该专科人员配置是否合理，是否满足会诊量的要求；会诊人次反映工作人员工作强度，同时反映人员结构是否合理；诊室周转次数则反映诊室的使用情况，判断诊室数量是否满足现实需求；收费依据反映费用对远程医疗服务质量的影响，通过对收费依据的分析来判断收费情况的合理性。

（4）交互质量

随着移动网络的快速发展，交互性成为衡量移动服务质量的关键指标。已有文献将服务的交互质量分为服务态度、专业程度和交互渠道，而远程会诊的交互性主要表现在会诊过程中平台对基层医院医生的交互和基层医院医生在会诊过程中与中心医院专家的交互，所以本书中研究在文献研究的基础上，从远程会诊的全过程出发，评价各个环节的质量，将交互质量分为诊前质量和诊中质量，反映了远程会诊期间基层医院医生的使用感受。

1）诊前质量：依据远程会诊服务流程进行分析，诊前质量主要是诊前服务的响应性，包括预约渠道、等待时间、申请方医院水平、交通成本、申请目的和申请方医生提供资料的完整性。预约渠道主要分为电话预约、邮件预约、短信预约、远程医疗平台预约和其他形式的预约；等待时间即中心医院的响应时间，是从预约发出申请到正式会诊的时间；申请方医院水平则是为了显示水平差异对服务质量的影响效果；交通成本主要是考虑远程会诊对该地区的效益提升情况，若该地区到中心医院较远，难以获得优质医疗资源，则远程会诊是一个不错的选择；申请目的主要包括明确诊断、指导治疗、评估预后，申请目的的不同也可能导致服务质量的感知结果不同；申请方医生提供资料的完整性会直接影响专家判断，且会造成会诊过程中不必要的麻烦，直接影响会诊质量。

2）诊中质量：诊中质量主要是远程会诊进行过程中医生之间的交互质量，包括申请医院医生职称、专家职称、运营人员工作态度、专家工作态度、会诊时长和信息的有用性。会诊过程中双方医生的沟通交流情况会受双方医生水平的影响，双方的理解能力会影响沟通的质量，而医生的职称情况在一定程度上可以反映其工作能力，所以采用职称来衡量双方医生的沟通质量；交互过程中人员的态度会影响交互的质量，而对于基层医院医生来说，接触到的人员主要是中心医院专家和运营人员；会诊时长也可间接反映会诊质量，同时可与等待时间形成对比，侧面反映申请方医生的心理状态；诊断符合率是指会诊给出的建议与基层医院医生的最初诊断的符合程度，能侧面反映基层医院及医生水平和远程会诊的有效性，是一个负向指标。

（5）结果质量

结果质量主要是对远程会诊结束后治疗效果和结果的评价，属于事后评价指标，主要为诊后阶段的评价，其主要有诊疗质量和医生的满意度。诊疗质量主要反映远程会诊的有效性和诊疗效果；医生的满意度则是下级医院医生对远程会诊服务的评价。

远程会诊的目的是基层医院医生获取有效的信息来帮助其对患者的诊断，所以在远程会诊过程中基层医院医生接收信息的有用性也会影响服务质量和基层医院医生的满意度；治疗效果则是基层医院医生在会诊专家意见的指导下对患者进行进一步治疗后，患者身体功能恢复情况，是传统医疗转归模型中的一个衡量指标，在此也能反映远程会诊的诊断质量；再会诊率则是参考再入院率，指对于同一个患者，同一个医生在初次会诊后短期内再次申请会诊的情况，再会诊率作为评价远程会诊的缺陷指标，间隔时间越短，再会诊率越高，则表明会诊效果越不好。

医生的满意度是基层医院医生对整个会诊过程的满意程度,是一项综合指标，反映了基层医院医生的总体感受，满意度指标是一个正向指标，越高越好。

7.4　基于语言信息评价的关键指标识别

7.4.1　语言信息评价

（1）不确定性语言信息

评价者在对服务质量的测度项进行评价时，有时无法用精确的数值来表示信息，因此会使用语言信息而不是数值来评估，这时通常就需要选择合适的语言评价标度来描述这种不确定性，假设语言信息评价集 $S = \{s_t\}; t \in \{0, 1, 2, \cdots, T\}$，$s_t$ 表示第 t 个评价信息，它必须具有以下特征：

1）有序性：$s_i \geqslant s_j (i \geqslant j)$。

2）存在负运算：$\text{Neg}(s_i) = s_j$，使得 $j = T - i$。

3）存在最大化运算：若 $s_i \geqslant s_j$，那么 $\max(s_i, s_j) = s_i$。

4）存在最小化运算：若 $s_i \leqslant s_j$，那么 $\min(s_i, s_j) = s_i$。

集合中 s 的个数决定 S 的粒度数，若粒度数为 7，那么评价信息的语言术语可以表示为：

$S = \{s_0, s_1, s_2, s_3, s_4, s_5, s_6\}$
= {very poor/very unimportant, poor/unimportant, slightly poor/slight unimportant, fair/middle, slight good/slight important, good/important, very good/very important}

通常情况下，评价者会根据给出的语言信息评价集给出评价信息，但是也会存在语言信息评价集以外的评价信息，所以为了避免数据丢失，会在原语言评价信息集的基础上定义一个拓展的语言信息评价集，设为 $\overline{S}$，$\overline{S} = \{s_t | 0 \leqslant t \leqslant T'\}$，若 $s_t \in S$，则该评价语言信息在原语言信息评价集中，否则，即 $s_t \in \overline{S}$，该语言评价信息在拓展语言信息评价集中。

如果 $u = [s_i, s_j], s_i, s_j \in S$，且 $0 \leqslant i \leqslant j \leqslant T$，则 u 是语言信息评价集 S 中的语言评价信息，并且 S_i 和 S_j 是 u 的上限和下限。当 $i = j$ 时，模糊语言评价信息降级为确定的语言评价信息。对于任意的两个模糊语言评价信息 $u = [s_i, s_j]$，$v = [s_m, s_n], s_i, s_j, s_m, s_n \in S$，其运算遵循以下原则：

$$u \oplus v = [s_i, s_j] \oplus [s_m, s_n] = [s_i \oplus s_m, s_j \oplus s_n] = [s_{i+m}, s_{j+n}] \qquad (7.1)$$

$$u \oplus v = v \oplus u = [s_{i+m}, s_{j+n}] \tag{7.2}$$

$$u \otimes v = [s_i, s_j] \otimes [s_m, s_n] = [s_i \otimes s_m, s_j \otimes s_n] = [s_{im}, s_{jn}] \tag{7.3}$$

$$\alpha u = [\alpha s_i, \alpha s_j] = [s_{\alpha i}, s_{\alpha j}] \tag{7.4}$$

$$\beta(u \oplus v) = \beta u \oplus \beta v \tag{7.5}$$

$$(u)^\lambda = ([s_i, s_j])^\lambda = [(s_i)^\lambda, (s_j)^\lambda] = [s_{i^\lambda}, s_{j^\lambda}] \tag{7.6}$$

为了便于模糊语言信息的处理，有必要将不同标度的模糊语言信息转换成相应的模糊数。三角模糊数主要由一个值描述，梯形模糊数则由一个区间表示，此外，区间[0,1]中定义的梯形模糊数被认为足以捕获语言信息的不确定性和模糊性，因此本书中研究采用梯形模糊数来完成语言信息和数值信息的转换。为了处理多粒度不确定性语言信息，下面给出了将多粒度语言信息或不确定语言信息转换为梯形模糊数的方法。

（2）梯形模糊数

设 $\mathbf{R}$ 是实数集，若 $A = (a, b, c, d)$，其中 $-\infty < a \leqslant b \leqslant c \leqslant d < +\infty$，则称 A 是梯形模糊函数，其中 a 和 d 分别是梯形模糊函数的下界和上界，闭区间 $[b, c]$ 是 A 的中值，若 $a > 0$，则称 A 为正梯形模糊函数；若 $b = c$，梯形模糊函数则退化成标准的三角模糊数；若 $a=b$，$c=d$，则梯形模糊函数退化为一般模糊区间数。梯形模糊函数的隶属函数 $\mu_A : \mathbf{R} \to [0,1]$ 满足：

$$\mu_A = \begin{cases} \dfrac{x-a}{b-a}, & a \leqslant x < b \\ 1, & b \leqslant x \leqslant c \\ \dfrac{x-d}{c-d}, & c < x \leqslant d \\ 0, & \text{其他} \end{cases} \tag{7.7}$$

其中，$\mu_A(x)$ 表示元素 x 从属于模糊子集 A 的资格，其值越接近 1，x 属于 A 的资格就越大；其值越接近 0，x 属于 A 的资格就越低，若 $\mu_A(x) = 0$ 或者 $\mu_A(x) = 1$，则模糊集退化为经典集。设正梯形模糊数 $A_1 = (a_1, b_1, c_1, d_1)$ 和 $A_2 = (a_2, b_2, c_2, d_2)$，对于任意的两个正梯形模糊数，它们遵循以下运算法则：

$$A_1 \pm A_2 = (a_1, b_1, c_1, d_1) \pm (a_2, b_2, c_2, d_2) = (a_1 \pm a_2, b_1 \pm b_2, c_1 \pm c_2, d_1 \pm d_2) \tag{7.8}$$

$$A_1 \times A_2 = (a_1, b_1, c_1, d_1) \times (a_2, b_2, c_2, d_2) = (a_1 a_2, b_1 b_2, c_1 c_2, d_1 d_2) \tag{7.9}$$

$$A_1 \div A_2 = (a_1,b_1,c_1,d_1) \div (a_2,b_2,c_2,d_2) = (a_1/a_2,b_1/b_2,c_1/c_2,d_1/d_2) \quad (7.10)$$

$$\lambda A_1 = \lambda(a_1,b_1,c_1,d_1) = (\lambda a_1, \lambda b_1, \lambda c_1, \lambda d_1)(\lambda \geqslant 0) \quad (7.11)$$

对于任意的语言评价信息集，都可以用以下公式近似表示为梯形模糊数：

$$A_i = (a_i,b_i,c_i,d_i) = \left\{ \max\left\{ \frac{2i-1}{2T_i+1}, 0 \right\}, \frac{2i}{2T_i+1}, \frac{2i+1}{2T_i+1}, \min\left\{ \frac{2i+2}{2T_i+1}, 1 \right\} \right\} \quad (7.12)$$

两个梯形模糊数的距离测量可以用闵可夫斯基距离表示：

$$D(A_1,A_2) = \left(\frac{1}{6} |a_1-a_2|^\alpha + 2|b_1-b_2|^\alpha + 2|c_1-c_2|^\alpha + |d_1-d_2|^\alpha \right)^{\frac{1}{\alpha}} \quad (7.13)$$

其中，α 是距离参数，$1 \leqslant \alpha \leqslant +\infty$，当 α=1 时，$D(A_1,A_2)$ 是加权汉明距离；当 α=2 时，$D(A_1,A_2)$ 是加权欧氏距离。

7.4.2 关键指标识别

上文已经对国内外移动服务质量、远程会诊的相关研究进行了归纳和整理，初步构建了远程会诊服务质量的多维测评体系，下文将采用专家访谈进一步对关键指标进行筛选，优化测评体系，构建最终的多维测评指标体系。

为了使构建的测评指标更加精准，本书中研究采用专家评价法对初始指标的重要性进行评判，筛选出关键指标。考虑到评价者的模糊状态，本书中研究引入模糊语言评价术语来更直观地表示专家的评价结果。定义语言评价术语为 7 粒度，即 $S = \{s_0,s_1,s_2,s_3,s_4,s_5,s_6\}$，从 s_0 到 s_6 分别表示非常不重要至非常重要，问卷通过电子邮件、直接分发等形式分发到专家处，专家对象为参与过远程会诊的基层医院医生、中心医院专家、远程会诊中心的工作人员及从事远程医疗研究的科研人员，向他们发放远程会诊服务质量测评指标重要性问卷，专家根据自身经验对表中的指标进行重要性评价。

（1）评价信息处理

根据公式（7.1）～公式（7.6）对收集到的专家语言信息评价进行处理，将其转换成相应的梯形模糊数，求出各个指标的重要性评价值的均值 $\bar{x}_{ij}$，由于选取的专家都有远程会诊的实践经验，且对远程会诊比较熟悉，所以他们在评价中能够给出客观的建议，因此在计算重要性评分时将专家之间的权重视为相等的，计算公式如公式（7.14）所示。

$$\overline{x}_{ij} = \frac{1}{n}\sum_{k=1}^{n} x_{ijk}, \quad i=1,2,\cdots,m; \quad j=1,2,\cdots,q; \quad k=1,2,\cdots,n \qquad (7.14)$$

其中，x_{ijk} 代表第 k 个专家对第 i 个维度下的第 j 个指标的重要性评分，$\overline{x}_{ij}$ 表示第 i 个维度下的第 j 个指标的重要性评分的平均分数。研究中 $m=5$，$q=25$，$n=15$，即远程会诊评价指标测评体系中有 5 个主维度，25 个二级指标，15 名专家，将收集到的专家评分数据代入上述公式，获得各指标的重要性评分，并据此进行指标的筛选，从而得出关键指标，构建最终的远程会诊服务质量测评指标体系。语言评价信息的转换方式如表 7-4 和图 7-1 所示。

表 7-4 语言术语及其对应的梯形模糊数

语言术语	梯形模糊数
S_0:very poor/very unimportant	(0,0,0.077,0.154)
S_1:poor/unimportant	(0.077,0.154,0.231,0.308)
S_2:slightly poor/slightly unimportant	(0.231,0.308,0.385,0.462)
S_3:fair/middle	(0.385,0.462,0.538,0.615)
S_4:slightly good/slightly important	(0.538,0.615,0.692,0.769)
S_5:good/important	(0.692,0.769,0.846,0.923)
S_6:very good/very important	(0.846,0.923,1,1)

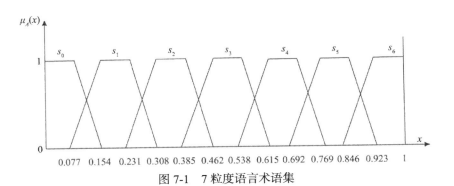

图 7-1 7 粒度语言术语集

以"网络服务提供商"指标为例，计算该指标的平均评价值，根据公式（7.14），其结果为 $\overline{x}_{11} = \frac{1}{15}\sum_{k=1}^{15} x_{11k} = (0.275,0.352,0.429,0.506)$，同理可得出其他指标的平均评价值，如表 7-5 所示。

表 7-5　评价指标平均评价值的梯形模糊数

评价指标	平均评价值
网络服务提供商	（0.275,0.352,0.429,0.506）
网络类型	（0.560,0.637,0.714,0.791）
视音频终端类型	（0.648,0.725,0.802,0.857）
设备质量	（0.67,0.747,0.824,0.89）
流程便利性	（0.407,0.484,0.560,0.637）
操作易用性	（0.429,0.506,0.582,0.659）
医患比	（0.538,0.615,0.692,0.758）
会诊人次	（0.450,0.528,0.604,0.670）
诊室周转次数	（0.494,0.571,0.648,0.714）
收费依据	（0.538,0.615,0.692,0.747）
预约渠道	（0.242,0.308,0.385,0.462）
等待时间	（0.560,0.637,0.714,0.769）
申请方医院水平	（0.626,0.703,0.78,0.846）
交通成本	（0.516,0.593,0.670,0.736）
申请目的	（0.560,0.637,0.714,0.791）
资料完整性	（0.604,0.681,0.758,0.813）
申请方医生职称	（0.604,0.681,0.758,0.835）
专家职称	（0.846,0.923,1,1）
运营人员工作态度	（0.494,0.571,0.648,0.714）
专家态度	（0.648,0.725,0.802,0.857）
会诊时长	（0.538,0.615,0.692,0.769）
诊断符合率	（0.692,0.769,0.843,0.879）
信息有用性	（0.714,0.791,0.868,0.901）
治疗效果	（0.78,0.857,0.934,0.967）
再会诊率	（0.451,0.528,0.604,0.681）

（2）相似度测算

7 粒度评价术语对应的梯形模糊数 $M_\theta = (m_\theta^1, m_\theta^2, m_\theta^3, m_\theta^4), \theta = 0,1,2,3,4,5,6$ ，

根据相似度计算公式，测算评价指标与其相似度，计算公式为

$$Y(f^*, M_\theta) = 1 - \frac{1}{4}\sum_{i=1}^{4}| f^* - M_\theta^{\,i} | \qquad (7.15)$$

每个指标的平均评价值与模糊评价术语的相似度结果如表 7-6 所示。

表 7-6　指标评价与模糊评价术语相似度测算

评价术语 S_θ	相似度					
	$Y(f_1^*, M_\theta)$	$Y(f_2^*, M_\theta)$	$Y(f_3^*, M_\theta)$	$Y(f_4^*, M_\theta)$	$Y(f_5^*, M_\theta)$	$Y(f_6^*, M_\theta)$
S_0	0.667 5	0.382 1	0.299 8	0.275	0.535 9	0.513 8
S_1	0.802 3	0.516 9	0.434 5	0.409 8	0.670 6	0.648 6
S_2	**0.956 3**	0.670 9	0.588 5	0.563 8	0.824 6	0.802 6
S_3	0.890 2	0.824 4	0.742	0.717 3	**0.978 1**	**0.956 1**
S_4	0.736 7	**0.977 9**	0.895 5	0.870 8	0.868 4	0.890 4
S_5	0.582 7	0.868 1	**0.950 5**	**0.975 3**	0.714 4	0.736 4
S_6	0.448 0	0.733 4	0.815 8	0.840 5	0.579 6	0.601 7

评价术语 S_θ	相似度					
	$Y(f_7^*, M_\theta)$	$Y(f_8^*, M_\theta)$	$Y(f_9^*, M_\theta)$	$Y(f_{10}^*, M_\theta)$	$Y(f_{11}^*, M_\theta)$	$Y(f_{12}^*, M_\theta)$
S_0	0.406 7	0.494 5	0.450 7	0.409 5	0.708 7	0.387 5
S_1	0.541 5	0.629 3	0.585 5	0.544 2	0.843 5	0.522 3
S_2	0.695 5	0.783 3	0.739 5	0.698 2	**0.997 1**	0.676 3
S_3	0.849 0	**0.936 8**	0.893 0	0.851 7	0.849 0	0.829 8
S_4	**0.997 0**	0.909 8	**0.953 5**	**0.994 4**	0.695 5	**0.983 3**
S_5	0.843 5	0.755 8	0.799 5	0.840 8	0.541 5	0.862 7
S_6	0.708 8	0.621	0.664 8	0.706 0	0.409 8	0.728 0

评价术语 S_θ	相似度					
	$Y(f_{13}^*, M_\theta)$	$Y(f_{14}^*, M_\theta)$	$Y(f_{15}^*, M_\theta)$	$Y(f_{16}^*, M_\theta)$	$Y(f_{17}^*, M_\theta)$	$Y(f_{18}^*, M_\theta)$
S_0	0.319	0.428 7	0.382 2	0.343 6	0.338 3	0.115 5
S_1	0.453 8	0.563 5	0.516 9	0.478 4	0.473	0.250 3
S_2	0.607 8	0.717 5	0.670 9	0.632 4	0.627	0.404 3
S_3	0.761 3	0.871 0	0.824 4	0.785 9	0.780 5	0.557 8
S_4	0.914 8	**0.975 5**	**0.977 9**	**0.939 4**	**0.934**	0.711 3
S_5	**0.931 3**	0.821 5	0.868 1	0.906 6	0.912	0.865 3
S_6	0.796 5	0.686 8	0.733 3	0.771 9	0.777 3	**1**

续表

评价术语	相似度					
S_θ	$Y(f_{19}{}^*, M_\theta)$	$Y(f_{20}{}^*, M_\theta)$	$Y(f_{21}{}^*, M_\theta)$	$Y(f_{22}{}^*, M_\theta)$	$Y(f_{23}{}^*, M_\theta)$	$Y(f_{24}{}^*, M_\theta)$
S_0	0.450 6	0.299 8	0.404 1	0.261 1	0.239 3	0.173 3
S_1	0.585 4	0.434 5	0.538 9	0.395 9	0.374	0.308
S_2	0.739 4	0.588 5	0.692 8	0.549 9	0.528	0.462
S_3	0.892 9	0.742	0.846 4	0.703 4	0.681 5	0.615 5
S_4	**0.953 6**	0.895 5	**0.999 8**	0.856 9	0.835	0.769
S_5	0.799 6	**0.950 5**	0.846 1	**0.988 9**	**0.978**	0.923
S_6	0.664 9	0.815 8	0.711 4	0.854 4	0.876 3	**0.942 3**

评价术语	相似度
S_θ	$Y(f_{25}{}^*, M_\theta)$
S_0	0.491 9
S_1	0.626 6
S_2	0.780 6
S_3	**0.934 1**
S_4	0.912 4
S_5	0.758 4
S_6	0.623 6

7.4.3 关键指标确定

根据表 7-6 可知，评价值 $f_1{}^*$ 与 S_2（较不重要）相似度最高，$f_2{}^*$ 与 S_4（较重要）相似度最高，以此类推。综上，将数据结果进一步反馈给专家后，最终对测评指标做如下处理。

1）保留与 $S_4 \sim S_6$ 相似度高的指标，舍去与 $S_0 \sim S_2$ 相似度高的指标，即删除"网络质量"维度下的"网络服务提供商"和"交互质量"维度下的"预约渠道"两个子指标。

2）对于与 S_3（一般）相似度高的指标，综合指标的合理性和专家意见等因素，对这些指标进行合理的优化。将"操作易用性"与"流程便利性"相结合，使之成为"操作便捷性"；将一级指标中的"网络质量"和"系统质量"进行合并，统称为"系统质量"，所以此时的系统质量既包括网络质量，又包括平台质量，是衡量关键技术的质量指标；由于"医患比"和"会诊人次"均是衡量专家资源配置的指标，因此将"会诊人次"并入"医患比"指标中；由于本书中研究的对象是基层医院医生，对医生而言只涉及收费而不涉及交通成本，所以交通成本予以删除；"再会诊率"并入"治疗效果"指标中。

综上，远程会诊服务质量的关键测评指标确定如图7-2所示。

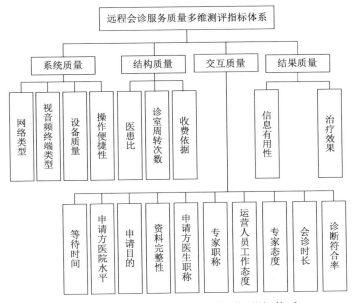

图7-2 远程会诊服务质量多维测评指标体系

本 章 小 结

本章借鉴移动服务质量测评指标和医疗服务质量测评指标，结合远程会诊自身特性，构建了初始的远程会诊服务质量测评指标体系。考虑评价者语言信息的不确定性，引入语言信息评价，识别关键指标，构建更为优化的远程会诊服务质量多维测评指标体系。

参 考 文 献

陈丽, 2016. 我国再入院率衡量住院医疗服务质量的适用性分析[J]. 中国医院管理, 36(1): 48-50.

高洪达, 王翾, 梁胜林, 等, 2017. 基于多种方法综合评价广西县级公立医院医疗质量[J]. 现代预防医学, 44(14): 2572-2575, 2596.

何浏, HE, Liu, 等, 2013. B2B2C 环境下快递服务品牌的消费者满意研究——感知服务质量的中介效应[J]. 中国软科学, 12(276): 119-132.

焦翔, 田卓平, 2015. 三级医院医疗质量评价指标体系的构建及优化[J]. 中国医院管理, 35(10): 43-45.

刘梦, 田庆丰, 王仲阳, 等, 2016. 运用 TOPSIS 法和秩和比法综合评价 2014 年河南省医疗服务质量[J]. 郑州大学学报(医学版), 51(5): 617-622.

明均仁, 操慧子, 2019. 基于扎根理论的移动图书馆服务质量评价研究[J]. 图书馆论坛, (8): 66-73.

汪文新, 赵宇, 王光明, 等, 2017. 基于 PZB 和 IPA 整合模型的公立医院服务质量提升策略[J]. 统计与信息论坛, 32(11): 109-117.

尹洁, 李锋, 葛世伦, 等, 2011. ERP 实施顾问向关键用户知识转移影响因素研究——基于制造企业的实证分析[J]. 科学学研究, 29(1): 112-120.

Akdag H, Kalayci T, Karagoz S, et al, 2014. The evaluation of hospital service quality by fuzzy MCDM[J]. Applied Soft Computing, 23(23): 239-248.

Al-Hubaishi HS, Ahmad SZ, Hussain M, 2017. Exploring mobile government from the service quality perspective[J]. Journal of Enterprise Information Management, 30(1): 4-16.

Brady MK, Cronin JJ, 2001. Some new thoughts on conceptualizing perceived service quality: a hierarchical approach[J]. Journal of Marketing, 65(7): 34-49.

Carlucci D, Renna P, Schiuma G, 2013. Evaluating service quality dimensions as antecedents to outpatient satisfaction using back propagation neural network[J]. Health Care Manaq Sci, 16(1): 37-44.

Chae M, Kim J, Kim H, et al, 2002. Information quality for mobile internet services: a theoretical model with empirical validation[J]. Electronic Markets, 12(1): 38-46.

Chen SM, 1988. A new approach to handling fuzzy decision-making problems[J]. IEEE Transactions on Systems, Man and Cybernetics, 18(6): 1012-1016.

Fan ZP, Liu Y, 2010. A method for group decision-making based on multi-granularity uncertain linguistic information[J]. Expert Systems with Applications, 37(5): 4000-4008.

Herrera F, Herrera-Viedma E, Marti L, 2000. A fusion approach for managing multi-granularity linguistic term sets in decision making[J]. Fuzzy Sets and Systems, 114(1): 43-58.

Herrera F, Herrere-Viedma E, Verdegay JL, 1996. Direct approach processes in group decision making using linguistic OWA operators[J]. Fuzzy Sets and Systems, 79(2): 175-190.

Kim S, Jin B, 2002. Validating the retail service quality scale for US and Korean customer of discount stores: an exploratory study[J]. Journal of Services Marketing, 16(2-3): 223-237.

Laura MC, Jose AMG, 2007. Measuring perceived service quality in urgent transport service[J]. Journal of Retailing and Consumer Services, 14(1): 60-72.

Li DF, 2007. Compromise ratio method for fuzzy multi-attribute group decision making[J]. Applied Soft Computing, 7(3): 807-817.

Lim H, Widdows R, Park J, 2006. M-loyalty: winning strategies for mobile carriers[J]. Journal of

Consumer Marketing, 23(4): 208-218.

Lu Y, Zhang L, Wang B, 2009. A multidimensional and hierarchical model of mobile service quality[J]. Electronic Commerce Research and Applications, 8(5): 228-240.

Nerney M, Chin MH, Jin L, 2001. Factors associated with older patient satisfaction with care in an inner-city emergency department[J]. Ann Emerg Med, 38(2): 140-145.

Thompson DA, Yarnold PR, Williams DR, et al, 1996. Effects of actual waiting time, perceived waiting time, information delivery, and expressive quality on patient satisfaction in the emergency department[J]. Ann Emerg Med, 28(6): 657-665.

Yildirim C, Kocoglu H, Goksu S, et al, 2005. Patient satisfaction in a university hospital emergency department in Turkey[J]. Acta Medica, 48(1): 59-62.

8

基于机器学习的数据预处理

由用户满意度驱动的远程会诊服务质量测评,需要基于用户视角对服务质量进行定性和定量评价。针对第 7 章构建的远程会诊服务质量测评指标体系,本章主要给出了定量信息和定性信息的预处理方法。首先针对测评指标体系,整合多源异构数据;其次给出了一种基于文本相似度测算的文本数据处理方法;然后给出一种基于 K-Means 聚类算法的分类数据处理方法,完成对结构化信息和非结构化信息的二次处理,实现数据标准化。

8.1 相关机器学习算法原理

8.1.1 语言信息评价

在现实中,当人们对某个对象进行评价时,由于评价对象的复杂性和动态性,往往很难精确地给出评价数值,更偏向于用评价术语来反映自身的评价信息,如"你最近好吗?你的收入如何?"我们对这些问题的回答既不精确,也不清楚,往往用"好""很好"等来回答,评价者有时也不能给出确定的评价信息,而是介于"好"和"很好"之间的不确定值。如果决策问题程序使用的语言变量的值具有不精确的类别,那么结果将更接近事实,鉴于此,学者们对质量评价的研究开始考虑评价者的这些模糊语言信息。

Tsai 等为了克服问卷中语言术语的模糊性和不确定性，鉴于心理学和语言学术语之间的兼容性，将模糊算法和 Choquet 积分有效融合，改进了 PZB 差距模型，对服务质量的评价进行了研究。在卫生部门模糊集理论相关的文献综述中可以看出，卫生部门将其多次应用于质量管理。南刚等完善了 SERVQUAL 指标体系，将语言评价信息转换为不确定性区间并运用模糊语言算法对移动服务质量的水平进行了评价。王伟军等将语言评价信息转换成其相对应的三角模糊数，计算服务质量评价值并将其与语言评价术语的相似度做对比，以此来划分服务质量的评价等级。还有诸多学者将不确定语言信息评价运用于群体评价和决策中。

由上可知，为了克服语言信息的不确定性，尽力消除主观性，越来越多的学者结合其他评价方法将不确定语言信息评价运用于各个领域的服务质量评价中。本书中研究将语言信息评价引入专家评价过程中，用于识别远程会诊服务质量影响因素的关键指标，构建更为优化的远程会诊服务质量的多维测评指标体系。

8.1.2 机器学习算法

近半个世纪以来，人工智能在各个领域蓬勃发展，机器学习作为其核心内容已经应用于工业、医疗和教育等各个领域，且对这些领域的相关问题的解决方法和优化路径有着重要的作用。机器学习是一种与统计学联系紧密的，用于研究智能数据分析的算法，主要通过数据的分析与推理，发现数据间潜在的关系和规律。机器学习算法包括决策树、聚类、分类、神经网络、Adaboost 算法等，本书中研究主要用到文本分词、相似性度量、分类和神经网络算法的相关内容，因此只对相似性度量、聚类和反向传播（BP）神经网络算法进行介绍。

（1）相似性度量算法

在进行聚类或者计算文本相似性时，都要计算目标对象的相似性来进行划分或者匹配操作，而针对固定长度的特征向量，相似性度量常用算法有欧氏距离、余弦相似度、Jaccard 相似系数等。

欧氏距离：一种容易理解的、计算欧式空间的点间距离的距离计算方法，对于二维平面上的两点 $a(x_1, y_1)$ 和 $b(x_1, y_1)$，其欧氏距离计算公式为 $d = \sqrt{(x_1-x_2)^2 + (y_1-y_2)^2}$；对于三维空间上的两点 $a(x_1, y_1, z_1)$ 和 $b(x_2, y_2, z_2)$，其欧氏距离计算公式为 $d = \sqrt{(x_1-x_2)^2 + (y_1-y_2)^2 + (z_1-z_2)^2}$；对于两个 n 维向量 $a(x_{11}, x_{12}, \cdots, x_{1n})$ 和 $b(x_{21}, x_{22}, \cdots, x_{2n})$，其欧氏距离计算公式为

$$d = \sqrt{\sum_{k=1}^{n}(x_{1k} - x_{2k})^2} \tag{8.1}$$

余弦相似度：通过计算两个特征向量之间的夹角，并获得该角度对应的余弦值。此余弦值可用来表示两个向量的相似性，余弦值的取值范围为[-1,1]，余弦值越接近 1，即两个向量夹角越接近 0°，代表两个向量的方向越接近；余弦值越趋近-1，即两个向量夹角越接近 180°，代表它们的方向越相反；余弦值接近 0，表示两个矢量几乎正交。使用以下公式计算两个向量 Y_i 和 Y_s 的余弦相似度。

$$\cos\theta = \frac{Y_i \cdot Y_s}{|Y_i||Y_s|} = \frac{(y_{i1}, y_{i2}, \cdots, y_{in}) \cdot (y_{s1}, y_{s2}, \cdots, y_{sn})}{\sqrt{\sum_{j=1}^{n}(y_{ij})^2} \times \sqrt{\sum_{j=1}^{n}(y_{sj})^2}} \tag{8.2}$$

Jaccard 相似系数：计算用布尔值度量或符号度量的个体之间的相似度。对于文本向量 A 和 B，A 和 B 的交集占 A 和 B 的并集的比例，称为这两个向量的 Jaccard 相似系数，即 $J(A,B) = \frac{|A \cap B|}{|A \cup B|}$。当 Jaccard 相似系数用于相似性度量时，对于向量 A 和 B，所有维度的值都为 0 或 1，例如：A（0,1,1,1）和 B（1,0,1,1），定义以下 4 个统计量：

1）M_{00}：A 和 B 属性都为 0 的维度个数。

2）M_{01}：A 属性为 0 且 B 属性为 1 的维度个数。

3）M_{10}：A 属性为 1 且 B 属性为 0 的维度个数。

4）M_{11}：A 和 B 属性都为 1 的维度个数。

样本 A 和 B 的 Jaccard 相似系数计算如下：

$$J(A,B) = \frac{M_{11}}{M_{01} + M_{10} + M_{00}} \tag{8.3}$$

（2）聚类算法

聚类是根据某一标准或准则对数据集进行划分，将其分为不同的类或簇，使同类中的数据的相似性更高，不同类中的数据差异较大，以此来划分数据类别的方法。聚类算法主要有以下几大类：划分聚类、层次聚类、密度聚类、网络聚类、模型聚类和一些其他聚类方法，如图 8-1 所示。

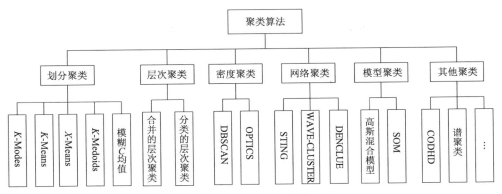

图 8-1　聚类算法分类

K-Modes，K 众数；K-Means，K 均值；X-Means，X 均值；K-Medoids，K 中心点；DBSCAN，具有噪声的基于密度的聚类方法；OPTICS，排序点以识别聚类结构算法；STING，统计信息网络；WAVE-CLUSTER，小波聚类；DENCLUE，基于密度分布函数的聚类；SOM，自组织映射；CODHD，基于层次划分密度的聚类优化

1）划分聚类：首先需要确定将目标对象分为几类，然后挑选聚类中心，再根据启发式算法进行多次迭代，直到实现"组内的点足够近，组间的点足够远"。

2）层次聚类：可以分为从上而下的层次聚类和从下而上的层次聚类，从上而下的层次聚类是将根节点裂变为子节点，然后子节点再依次往下裂变的过程，直到只包含单节点的聚类出现。而自下而上的层次聚类过程是从底层开始的逐层合并过程，将类似的类合并到一个簇中，直到所有数据都合并在一个集群中或达到其他终止条件。

3）密度聚类：就是通过空间数据密度对数据对象进行聚类，只要相邻区域的数据密度达到某个临界点，就继续聚类，直到所有数据点都包含在圈中，那么一个圈中的数据就是一个类。

4）网络聚类：网络聚类和密度聚类具有某些相似性，所有这些都是通过划分数据空间来聚类，网络聚类是把数据空间划分成网格单元，将数据对象映射到网格，然后计算每个网格单元的密度，在与预设阈值比较后，判断它是不是高密度单元，最后将相连的高密度单元组成簇。

5）模型聚类：主要基于概率或神经网络模型来进行聚类，是为数据对象假定一个模型，寻找最佳拟合条件。基于概率的方法是通过概率分布形式来划分类别，神经网络模型则是一种无监督的机器学习模型。

6）其他聚类：除了上面常见的聚类方法之外，还包括一些其他聚类方法，如基于约束的聚类、量子聚类等。

没有普适性的聚类方法，所以在研究的过程中需要根据所研究的对象，结合实际情况，选择相对合适的聚类方法来进行分析。

（3）BP 神经网络算法

BP 神经网络是一种具有误差逆传播的多层前馈网络,是机器学习中使用比较广泛的一种算法，包括输入层、隐含层和输出层，其网络结构如图 8-2 所示。在神经网络中，输入层和输出层的节点个数由样本数据确定，而隐含层的节点个数则是需要根据实际情况进行调整，其公式为：$h = \sqrt{m+n} + \alpha$，其中 m 表示输入层节点的数量，n 表示输出层节点的数量，α 是 0～10 的常数，起调节作用。

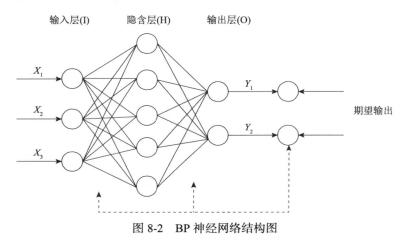

图 8-2　BP 神经网络结构图

神经网络的传递过程有两种：一种是工作信号的正向传递，另一种是误差信号的反向传递。首先，根据输入层数据执行正向传递，并从输入层传输到隐含层，然后通过函数作用将隐含层输出的信号传递到输出层,将输出数据结果与期望输出作对比，若误差较大或者训练次数不足，那么以误差为信号进行反向传递。通过修正节点的权重和阈值这种纠错学习规则不断地修正，直至误差精度满足要求。

8.2　数据信息的获取与预处理

8.2.1　数据获取

本书中研究主要是面向参加过远程会诊的基层医院医生，目标是评价远程会诊服务质量，为了避免主观数据的影响，研究以远程医疗信息系统中的固有数据为主，辅以医生的感知数据，对远程会诊的服务质量进行测评。

本书中研究的数据来源分为两个部分，一种是从远程医疗信息系统中采集到的数据；另一种是通过基层医院的反馈信息获取到的数据。数据形式分为 3 种：服务过程中远程医疗信息系统采集到的数据、采集的数据进行相应的转换得到的数据和反馈收集到的数据。其中，由于目前远程医疗信息系统中反馈模块的建设还不够完善，在收集信息时受限，因此本书中研究的反馈信息是通过网络问卷来收集的，仅为远程医疗信息系统的建设提供指导建议。

本书中研究所使用的数据来源于国家远程医疗中心远程医疗系统服务平台中的综合会诊信息，由于平台信息有限，且会诊量较大，因而本书中研究采用 2018 年 12 月的会诊数据，并对会诊相关人员进行了问卷调查。

8.2.2　数据集成与清洗

（1）数据集成

数据集成是进行远程会诊服务质量测评的首要步骤，是数据处理的前提，是为了某一目的将多源、异构的数据进行整合，将所需数据整合为一个完整的数据集的过程，即对远程医疗服务平台中的数据与基层医院医生的调查数据进行筛选、汇总，进而形成远程会诊服务质量测评的原始数据。将综合会诊平台中的数据和网络问卷数据通过结构查询语言（SQL）数据操纵语言进行整合，将两个数据表根据相同的属性进行连接操作，得到一个汇总的数据表，以供本书中研究的展开。

（2）数据清洗

数据清洗是指对集成的数据进行清理，通过去除不相关的属性、消除不一致和无意义的数据、填补数据的缺失等操作，将数据转换为合理数据。在收集数据的过程中，不可避免地会发生数据错误，需要对缺失的数据进行合理的填补或者删除，以确保数据的完整性；删除无效或错误的数据以确保数据的正确性。它旨在通过清洗数据来确保数据的完整性和准确性，并为以后的数据处理提供保证。

为了保证数据的完整性和准确性，本书中研究在数据预处理过程中做了如下操作：①为保证等待时间的可比性，删除了 12 月份中跨越节假日的会诊数据；②为保证数据准确性，根据现实情况，本书中研究删除了会诊时间≤1 分钟和≥1 小时的数据，并且删除了申请时间晚于会诊时间的数据；③根据研究目的，删除了会诊意见为"建议转诊"的数据；④为保证数据的完整性，对于医生或专家职称空白的数据，通过询问将其填补。

8.2.3 数据转换

在进行数据分析前，需要通过离散化、归一化等一系列流程将数据转换为可以被算法执行或程序处理的数据。因此，数据清洗后，需要对数据进行一定的转换，本书中研究的转换规则如下：

1）网络类型：本书中研究涉及的网络类型主要分为专用网络（MSTP、SDN等）、虚拟专用网络（VPN）、互联网和4G/5G网络。因此，将专用网络定义为"1"，虚拟专用网络定义为"2"，互联网定义为"3"，4G/5G网络定义为"4"。

2）视音频终端类型：智真会议系统定义为"1"、一体化终端定义为"2"、分离式终端定义为"3"、终端一体机定义为"4"、其他设备定义为"5"。

3）医患比：该科室专家数量/该科室会诊需求量。

4）诊室周转次数：定义为诊室使用的次数/诊室数。

5）收费依据：不收费定义为"1"、按时长收费定义为"2"、按职称收费定义为"3"、按科室收费定义为"4"、按内容收费定义为"5"、按次数收费定义为"6"。

6）等待时间：定义为会诊时间-申请时间。

7）申请方医院水平：根据评审标准，医院分为3个等级，每个等级又包含甲、乙、丙等级。结合河南省的远程医疗现状，协同医院多为地级市的三级甲等医院和县级的二级甲等医院，少量为其他等级医院，在此将三级甲等医院定义为"1"，二级甲等医院定义为"2"，其他等级医院则定义为"3"。

8）职称：主任医师定义为"1"、副主任医师定义为"2"、主治医师定义为"3"、医师定义为"4"、无技术职称定义为"5"。

9）会诊时长：定义为会诊结束时间-开始时间。

10）诊断符合率：是将初步诊断与专家诊断结果进行字符串匹配，计算相似度系数，最后将计算结果用 K-Means 聚类算法进行分类标记。

其余指标则是通过基层医院医生的7粒度术语评价信息进行收集、转换，最后对处理过的数据进行离散化和归一化操作，以便转换成算法可以识别的数据类型。

8.3　文本数据处理

8.3.1　文本分词

文本分词应用逐渐广泛，也多用于医学界。随着患者病历的信息化，电子病历逐渐替代纸质病历，电子病历病案首页包含了患者的基本信息、主诉、病史、诊断等信息，信息量大，为电子病历数据挖掘提供了良好的实验数据。现在机器学习算法在医学界多用于疾病诊断、疾病预测和临床支持系统等。而对于电子病历数据的处理第一步则是分词，将文本数据转换为短文本或者机器学习算法可以识别的数据类型，为后续研究打好基础。本书中研究的患者诊断信息是文本数据，则需做如下处理。

首先，实现对会诊诊断和患者最初诊断两类文本数据的预处理，删除停用词及文本中无用的信息，提高后续文本表现力和系统准确率。将诊断中的无用信息添加到停用词列表中，如"发现"等动词、"左右"等状态词，利用停用词表删除文本中的停用词，对文本数据进行精简，提高匹配效率和精度。

其次，由于相似度测算时无法处理长句子，所以需要将文本数据通过分词工具划分成词语进行测算，对于中文句子，目前使用最多的就是结巴分词，故本书中研究也采用结巴分词将诊断数据分为一个个词语。文本预处理前后的文本数据对比如表 8-1 所示。

表 8-1　文本预处理前后对比

预处理前文本	预处理后文本
符合乳腺癌肿转移	乳腺癌、转移
右上肺化脓性感染	肺、化脓性、感染
左甲状腺增大伴双下肺不规则阴影	甲状腺、增大、肺、不规则、阴影

8.3.2　相似度测算

在进行相似度测算之前，需要将文本数据转换为相似度测算的数据类型，即将文本数据转换为固定长度的特征向量，由于诊断数据中词语的先后顺序和语法结构对诊断结果影响不大，因此本书中研究采用词袋模型构建语料库，即所有句子中出现的词。之后，建立句子的向量表示，也是词袋模型最为关键的一步，这个表示向量不单单是将词的出现与否用"0"或者"1"来表示，而是将词出现的频数作为其对应的数字表示。以诊断结果 R1="急性胰腺炎"和 R2="急性胰腺炎，胰腺假性囊肿"为例，构建了一个向量模型，如图 8-3 所示。

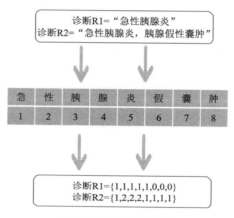

图 8-3　构建向量模型

文本数据在经过词袋模型处理后，则要测算两个向量的相似性，即诊断符合率。本书中研究采用文本相似度作为诊断符合率的计算指标，通过对比专家诊断结果和患者最初诊断结果来判断远程会诊的专家诊断符合率，因此本书中研究将诊断结果文本转换成了固定长度特征向量，针对固定长度的特征向量，对比这三种向量相似性度量算法，其中 Jaccard 相似系数只能处理具有特征值{0,1}的向量，而由词袋模型或段落矢量生成的文本向量的特征值不是{0,1}，因此无法应用于本书中研究。将欧氏距离与余弦相似度进行比较，余弦相似度测量维度之间方向的一致性，看重的是维度之间的差异而不是数值差异；欧氏距离测量的是数值差异。考虑到主诉文本通常较短，在考察其相似度时应更加注重维度之间的差异，因此本书中研究选择余弦相似度作为此处的相似性度量算法，计算公式见公式（8.2）。

8.4　基于 *K*-Means 算法的分类数据处理

在数据挖掘过程中不可避免地涉及分类变量，这些分类变量大多没有一个固定的分类标准，而很多数据挖掘的算法可以用来对变量进行分类。本书中研究涉及部分分类变量，如等待时间、会诊时长等，时间等属于连续型变量，在数据挖掘过程中需要对其进行降维和离散化处理。

8.4.1 *K*-Means 原理

K-Means 算法是一种非监督的分类算法，被广泛应用于分类聚类问题中，易于实现且效率较高，是一种经典的聚类方法，其中心思想是以欧氏距离测度作为相似性的标准，两个要素的距离越近，则它们的相似度就越大，并且属于相同分类的可能性就越大。其运算步骤如下：

步骤 1：随机选择 *K* 个聚类中心，由于 *K*-Means 一般用于数据预处理，所以 *K* 值不会很大，可以通过枚举法试算出最佳的 *K* 值。

步骤 2：数据遍历，计算每个实例到集群中心的距离，并将每个实例分配给最近的聚类中心。

步骤 3：计算每个集群的中心值，并将其用作新的集群中心来更新集群中心。

步骤 4：重复步骤 2、步骤 3，直至达到结束条件，如收敛或到最大迭代次数，算法结束并输出结果。

8.4.2 数据分类

当前，国内外对时间的划分并没有一个统一的标准，未明确具体多长时间属于短时间，多长时间属于长时间。吕慎等先将服务划分等级，根据相邻服务等级的隶属度函数的交点来划分候车时间区间，进而划分候车时间等级，也有学者直接使用中位数或平均数分类，这些方法均未充分考虑时间的特征，研究结果可能会受到影响。因此，本书中研究采用无监督学习算法，即 *K*-Means 算法（表 8-2）来划分等待时间和会诊时间，根据样本之间的距离和其自身特性对时间进行划分，而不依赖于历史资料。

由于 *K*-Means 需要手动设置聚类中心个数，根据分类结果分布，最终决定 *K* 值为 3，所以本书中研究将等待时间分为三类（表 8-3）。根据表 8-3 可知，有 147 例时间被分到了第一类，聚类中心为 6 时 5 分，等待时间范围是 0 时 2 分至 9 时 10 分；有 134 例时间被分到了第二类，聚类中心为 13 时 21 分，等待时间范围是

12 时 28 分至 18 时 57 分；有 26 例时间被分到了第三类，聚类中心为 20 时 53 分，等待时间范围是 19 时 34 分至 23 时 59 分。通过聚类将等待时间转换为三分类变量，变量值为 1、2、3，即等待时间短，等待时间适中，等待时间长。

表 8-2　*K*-Means 算法步骤

```
x=time';
numGroups=3;%组的数目
xMax=max(x);
xMin=min(x);
boundries=xMin+(0:numGroups)*(xMax-xMin)/(numGroups-1);
%组的边界
xGroup=zeros(size(x));%初始化
for group=1:numGroups
loc=(x>=boundries(group))&(x<=boundries(group+1));
%在这个组的书的坐标
xGroup(loc)=group;
X=xGroup';
End
```

表 8-3　等待时间聚类结果

等待时间分类	计数	范围
1	147	0 时 2 分至 9 时 10 分
2	134	12 时 28 分至 18 时 57 分
3	26	19 时 34 分至 23 时 59 分

同理，对会诊时长进行聚类分析，根据聚类结果分布，确定会诊时长 *K* 值为 2，即将会诊时长划分为两类（表 8-4），有 131 例会诊时长被分到了第一类，聚类中心为 9 分 10 秒，会诊时长范围为 5 分 1 秒至 17 分 19 秒；有 176 例会诊时长被分到了第二类，聚类中心为 18 分 19 秒，会诊时长范围是 17 分 34 秒至 29 分 46 秒。通过 *K*-Means 将会诊时长转换为二分类变量，变量值为 1、2，即会诊时长短、会诊时长长。

表 8-4　会诊时长聚类结果

会诊时长分类	计数	范围
1	131	5 分 1 秒至 17 分 19 秒
2	176	17 分 34 秒至 29 分 46 秒

本 章 小 结

由于基层医院医生在接受远程会诊服务时，部分指标无法具体量化，必须要根据基层医院医生在服务过程中的感知质量获得，同样，部分指标不能直接获取，需要二次加工，所以本书中研究的数据信息包括定量信息和定性信息、结构化信息和非结构化信息，并考虑到数据的客观性，给出了基于文本相似度和 K-Means 算法的数据预处理方法，实现了数据转换，为后续的 GA-BP 模型构建提供规范化数据。

参 考 文 献

丁卫平，祁恒，董建成，等，2007. 基于关联规则的电子病历挖掘算法研究与应用[J]. 微电子学与计算机，24(3)：69-73, 76.

顾险峰，2016. 人工智能的历史回顾和发展现状[J]. 自然杂志，38(3)：157-166.

贾峥，宗瑞杰，段会龙，等，2018. 基于电子病历的患者相似性分析综述[J]. 中国生物医学工程学报，37(3)：353-366.

李季，丁凤一，李翔宇，2017. 基于电子病历数据挖掘的疾病危重度动态预测研究[J]. 信息资源管理学报，7(4)：38-43.

梁迎丽，梁英豪，2019. 人工智能时代的智慧学习：原理、进展与趋势[J]. 中国电化教育，385(2)：16-21.

吕慎，陶流洋，莫一魁，2015. 通勤出行公交候车时间的服务等级划分和度量[J]. 交通运输系统工程与信息，15(3)：190-195, 221.

南刚，王亚民，陈希，2014. 基于多维度模糊语言信息的移动服务质量测评方法[J]. 工业工程与管理，19(2)：81-88.

平轶男，吴群，周礼刚，等，2018. 基于二维语言评价信息的模糊多属性决策方法[J]. 模糊系统与数学，32(4)：155-168.

张发明，王伟明，2018. 不确定语言信息下的大规模交互式群体评价方法及其应用[J]. 系统管理学报，27(6)：1081-1092.

Akdag H, Kalayci T, Karagoz S, et al, 2014. The evaluation of hospital service quality by fuzzy MCDM[J]. Applied Soft Computing, 23(23)：239-248.

Petrovic-Lazarevic S, Wong A, 2000. Fuzzy control model in the hospitality industry[J]. International Journal of Agile Management Systems, 2(2)：156-163.

Tsai HH, Lu IY, 2006. The evaluation of service quality using generalized choquet integral[J]. Information Sciences, 176(6)：640-663.

9

远程会诊服务质量优化建模与仿真

机器学习的发展和普及使神经网络等分布式算法运用于许多领域中，本章采用神经网络算法对远程会诊服务质量进行评价和预测，力图在第 8 章数据处理的基础上，利用遗传算法（GA）计算简单、依赖性小、计算速度快等特点优化 BP 神经网络算法，构建远程会诊服务质量优化模型。

9.1 优化问题提出

在"互联网+"的背景和新医改的形势下，我国的远程医疗服务发展迅猛，其中远程会诊的服务质量值得重视，而如何有针对性地提高服务质量，推广远程会诊，成为政府、医院和学术界人士不断研究的课题。目前，国内外学者很少通过技术手段对远程会诊服务质量进行测评，而基于技术视角采用建模的方式对远程会诊服务质量进行预测和评价，除了有一定的理论创新价值外，还能从实际层面有效指引远程会诊的建设，进而切实提高远程会诊服务质量和用户满意度。

当前，国内外学者采用 GA 和 BP 神经网络在服务质量测评方面的研究十分广泛。基于环境质量评价指标与环境质量水平之间的非线性关系，王兆峰提出了一种改进的理想区间加速遗传算法，通过隶属度计算环境质量与评价水平之间的关系，并得出评价结果。叶云等对珠三角区域耕地质量进行了综合评价，设计了基于遗传神经网络算法的评价方法，通过训练集、测试集和检验集的训练，仿真输出耕地质量评价结果，使结果的正确率、适用性和稳定性更好。柳益君等将 GA 全局搜索的优势和 BP 神经网络算法局部细致搜索的特点充分结合，实现了对环境质量的有效评估。闫晶等利用 GA 优化 BP 神经网络，对图书馆数据资源聚合质量进行了评价，构建了图书馆数据资源聚合质量的预测模型，研究结果再次验证了 GA-BP 神经网络模型在质量评价方面的有效性、延展性和适用性。

目前，GA 和 BP 神经网络在质量预测和评价领域得到了有效的应用，但关于其在医疗质量评价中的研究相对较少。GA 对 BP 神经网络的优化能够弥补 BP 神经网络算法的缺陷，提高运算效率，且 GA-BP 神经网络模型的有效性、延展性和适用性在上述文献中也得到了有效的验证。所以，本书中研究采用 GA-BP 神经网络模型评价远程会诊服务质量，通过建模分析适时调整个别指标，预测其可能影响的服务质量提升效果，从而根据预测结果对远程会诊服务质量的提升提出优化建议。

9.2 优化模型构建

9.2.1 建模思想

由上文可知，GA 可以大大提高 BP 神经网络预测或评价的效率和精度，能够对 BP 神经网络算法起到优化作用，所以本书中研究采用 GA 和 BP 神经网络算法相结合的思想构建远程会诊服务质量优化模型。前文中已经对 BP 神经网络进行了介绍，本部分主要介绍 GA 及 GA-BP 神经网络。

（1）遗传算法

GA 是一种基于生物进化理论的自然选择和遗传学机制的生物进化过程的全局最优解的计算模型，符合达尔文"优胜劣汰"的进化论，即对种群中的个体进行评价，保留优良的个体并使它们有效结合，淘汰劣质个体，根据每一个体的适应度，借助遗传算子，使其在父代的基础上产生优于父代的个体，形成新的种群，不断接近最优解，反复迭代直到满足终止条件。GA 的一般步骤包括：

第 1 步：将研究对象转换为遗传编码，确定初始种群。

第 2 步：确定适应度函数，并根据适应度函数计算个体的适应度。

第 3 步：根据个体适应度，选择适应度值比较大的个体进入下一代，进行交叉操作和变异操作，形成新的种群，适应度小的则淘汰。

第4步：将生成的新种群返回到第2步并重新计算每一个体的适应度。

第5步：判断当前结果是否满足最优解或达到预设终止条件。若满足，则解码，输出结果，算法结束；若不满足，则返回第3步重新运行，直到满足结束条件。

GA的流程如图9-1所示。

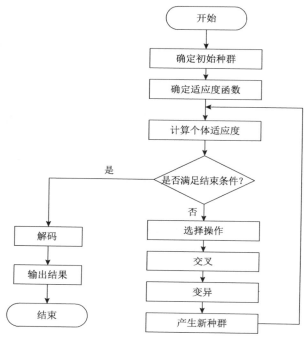

图 9-1　GA 流程图

（2）GA-BP 神经网络

如果采用层次分析和模糊综合评价等传统评价方法，专家需要提前给出指标权重进行分析。若指标数量较多、样本量较大会大大加重专家的工作量且主观性较重，而 GA-BP 神经网络则能较好地弥补这个缺陷，不过分依赖人工，而是根据数据本身的特点，通过模型训练计算各个权重。

GA 优化 BP 神经网络主要分为：确定 BP 神经网络结构、GA 优化 BP 神经网络参数、BP 神经网络进行模型预测三个方面。本书中研究的 GA 主要用于优化 BP 神经网络中的权值和阈值，其基本步骤如下：

1）采集数据，对数据进行预处理，使数据的值保持在[0,1]内，避免因数据过大使神经元饱和。

2）根据需要建立神经网络的拓扑，并通过 GA 对神经网络的初始值进行编码，包括权值和阈值。

3）设置适应度函数，取适应度函数为 $f = \dfrac{1}{E}$，E 为预测值和实际值之间的训练误差，并根据适应度函数进行选择、交叉和变异。

4）通过模型的不断学习、调整，获得最优的结果。

9.2.2　GA-BP 神经网络优化模型构建

为充分发挥 GA 和 BP 神经网络的优势，提高远程会诊服务质量预测精度，本书中研究构建了基于 GA-BP 神经网络模型的远程会诊服务质量优化模型，如图 9-2 所示。

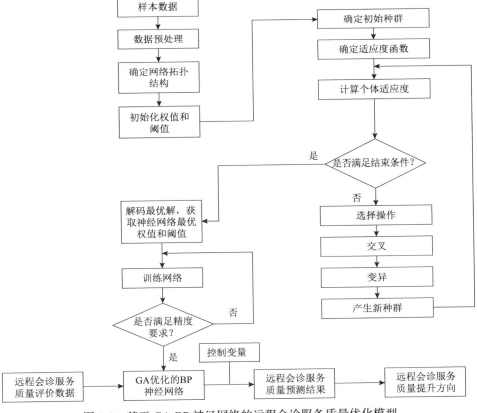

图 9-2　基于 GA-BP 神经网络的远程会诊服务质量优化模型

模型主要执行流程如下：

1）设计网络拓扑，确定输入层数、隐含层数和输出层数，并初始化权值和阈值。输入层和输出层根据指标数量确定，假设输入层为 m，输出层为 n，那么隐含层 I 个数如公式（9.1），其中 α 是 1～10 的常数。

$$I = \sqrt{m+n} + \alpha \qquad (9.1)$$

2）数据处理。为了消除量纲的影响，本书中研究采用公式（9.2）来标准化样本数据。其中 x_i 表示样本的数据，$x_{\max}$ 表示该指标中的数据最大值，$x_{\min}$ 表示该指标中的数据最小值。

$$\bar{x} = \frac{x_i - x_{\min}}{x_{\max} - x_{\min}} \qquad (9.2)$$

3）设置 GA 的相关参数，如种群大小、交叉概率 P_c、变异概率 P_m 和进化代数等，通过交叉概率和变异概率选择进入下一代的个体。

$$P_c = \begin{cases} P_{c1} & f' \leqslant \bar{f} \\ P_{c1} \dfrac{(P_{c1}-P_{c2})(f'-\bar{f})}{f_{\max}-\bar{f}} & f' > \bar{f} \end{cases} \qquad (9.3)$$

$$P_m = \begin{cases} P_{m1} & f' \leqslant \bar{f} \\ P_{m1} \dfrac{(P_{m1}-P_{m2})(f'-\bar{f})}{f_{\max}-\bar{f}} & f' > \bar{f} \end{cases} \qquad (9.4)$$

其中，$f_{\max}$ 代表最佳个体适应值，f' 表示每组中个体的最佳适应度值，$\bar{f}$ 是平均个体适应度，f 为个体适应度，取适应度函数为 $f = \dfrac{1}{E}$，E 是预测值和实际值之间的训练误差。

$$E = \frac{1}{2} \sum_{k=1}^{m} \sum_{t=1}^{q} (y_t^{k} - c_t^{k})^2 \qquad (9.5)$$

4）输出结果，通过模型的不断学习，不断调整权值和阈值，直至得出最优的结果，算法结束，模型训练完毕。

9.3　仿　真　分　析

9.3.1　实验准备

BP 神经网络预测的实现方式有很多，可以通过 JAVA、Python、C 语言等编程语言实现，也可以通过 MATLAB 等分析软件来实现。本书中研究基于 Windows 10，64 位操作系统，3.30GHz 处理器，4G 内存，选择 MATLAB R2014a 软件中自带的神经网络包和 GA 包来实现远程会诊服务质量的预测和评价。

9.3.2　初始配置

（1）确定网络结构

更多的隐含层可以提高训练的准确性并减少训练误差，但同时会造成网络结构复杂、运算较慢等结果，根据本书中研究的研究目的，在此选择三层网络结构来实验。本书中研究的测评指标体系有 19 个二级指标，即实验模型的输入层节点数为 19；而隐含层的个数尚未有一个最优的选择方案，根据公式（9.1）可知隐含层节点数为 5~14，本书中研究采用模型测试的方法选择隐含层节点的最佳数量；输出层数据则是总体满意度，即输出层节点数为 1。隐含层节点数为 5 时，均方误差最小，因此最终确定了 19-5-1 的三层神经网络结构。

（2）数据处理

神经网络需要将数据映射到[0,1]内，同时为了消除量纲影响，需对数据进行归一化，并将数据值映射到[0,1]或者[-1,1]甚至更小的区间内。因此，需要根据公式（9.2）进行数据的归一化处理。

（3）相关参数设置

根据模型测试，设置 GA 相关参数，群体规模为 100、遗传代数为 100、学习速率值为 0.1、允许误差为 0.001、交叉概率为 0.8、变异概率 0.1。

（4）方案设计

首先通过对模型的训练与检测，保存误差较小的权值和阈值，构建基于 GA-BP 神经网络的远程会诊服务质量优化模型，之后运用构建好的模型对服务质量进行预测，在预测过程中通过不断改变每个指标的输入数据来确定服务质量、提升优化方向。本书中研究共设置 19 组预测方案，每组方案均表示的是某一指标的变化，其中分类数据按照分类情况变化，感知数据按照满意程度递增变化，比率指标按照比例范围变化，如网络类型的值从 1 到 3 整数变化，设备质量的值从 0 到 5 按照 0.5 的间隔等差变化，医患比的值从 0 到 1 按照 0.1 的间隔等差变化，其他样本以此类推。

9.3.3　模型训练与权重计算

（1）模型训练

本书中研究利用第 8 章中收集到的数据进行模型的训练和检验，通过收集、筛选和转换，共有有效数据 307 条，抽取 80%的数据作为模型训练和检测的样本，并且不断优化本书中研究的 GA-BP 神经网络的权值和阈值，20%的数据作为服务质量预测样本，整个模型的训练过程如图 9-3～图 9-5 所示。由图 9-3 可以看出，随着遗传迭代次数的增加，均方差逐渐减小，适应度函数则呈递增趋势，即训练样本对环境适应度越来越高。由图 9-4 可以看出，训练样本的输出结果和测试样本的输出结果与实际值均很接近，绝对误差介于 6.04×10^{-4} 到 0.80。由图 9-5 可

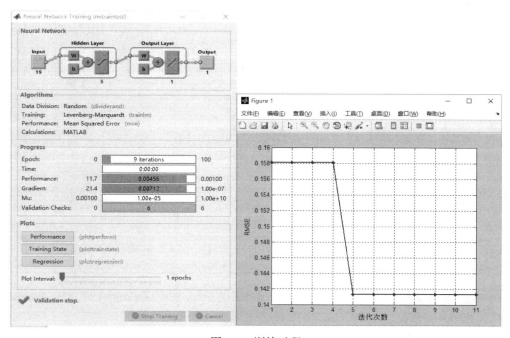

图 9-3　训练过程

看出，GA-BP 神经网络模型与 BP 神经网络模型预测结果对比显示 GA-BP 神经网络模型的预测效果优于 BP 神经网络模型。综上，GA-BP 神经网络模型的预测效果较好。

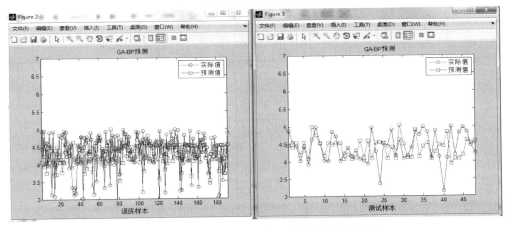

图 9-4　GA-BP 神经网络模型的样本训练与检测

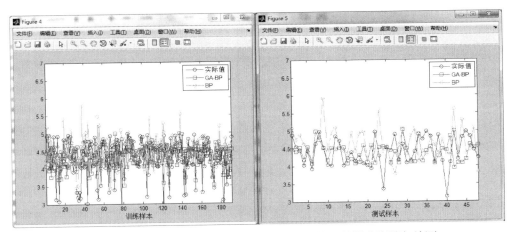

图 9-5　GA-BP 神经网络模型与 BP 神经网络模型的样本训练与检测

（2）模型测验

为了检验模型的有效性，本书中研究将预留的 20% 样本作为检测数据输入模型，进而输出预测结果，同时，将检测数据分别与实际值和 BP 神经网络的输出结果进行比较分析，结果如图 9-5 和图 9-6 所示。由图 9-6 可以看出，BP 神经网络模型的相对误差普遍高于 GA-BP 神经网络模型，GA-BP 神经网络模型预测效果更好。保存误差较小的权值和阈值作为远程会诊服务质量优化模型中的初始权值和阈值，以供本书中研究预设方案的实施。

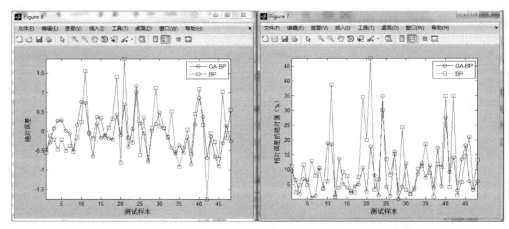

图 9-6　GA-BP 神经网络模型与 BP 神经网络模型的绝对误差和相对误差

综上所述，GA 优化的 BP 神经网络模型提高了远程会诊服务质量评价的预测效率和准确性。将优化后的 GA-BP 神经网络模型运用于远程会诊服务质量研究，可为远程会诊服务质量的评价和预测提供一定的参考。

（3）权重计算

构建 GA-BP 神经网络模型的目的除了预测结果之外，还有确定评估指标的权重，而网络模型的训练结果仅显示各神经元之间的关系，若想得到输入数据和输出数据之间的关系，即得到输入指标的权重赋值，还需要通过一系列运算，具体步骤如下：

1）相关显著性系数确定

$$r_{ij} = \sum_{K=1}^{P} w_{ki} \frac{(1-\mathrm{e}^{-x})}{(1+\mathrm{e}^{-x})} \tag{9.6}$$

$$x = w_{jk} \tag{9.7}$$

2）相关系数

$$R_{ij} = \left| \frac{1-\mathrm{e}^{-y}}{1+\mathrm{e}^{-y}} \right| \tag{9.8}$$

$$y = r_{ij} \tag{9.9}$$

3）权重值

$$S_{ij} = \frac{R_{ij}}{\sum_{i=1}^{m} R_{ij}} \tag{9.10}$$

其中，i 表示神经网络的输入层节点数，$i=1,2,3,\cdots,m$；j 表示神经网络的输出层节点数，$j=1,2,3,\cdots,n$；k 表示神经网络的隐含层节点数，$k=1,2,3,\cdots,p$；w_{ki} 表示隐含层神经元 k 和输入层神经元 i 之间的权系数；w_{jk} 表示隐含层神经元 k 和输出层神经元 j 之间的权系数。

以"网络类型"为例计算指标权重，根据 GA-BP 神经网络模型的输出结果可知输入层对隐含层的权系数为 $w_{ki} = \{0.1148, -0.4784, -0.9252, -0.8395, 0.6716\}$，输出层到隐含层的权系数为 $w_{jk} = \{-0.6969, -0.1281, -0.4349, -0.5927, 0.7329\}$，因此相关显著性系数为 $r_{11} = -0.2872$，代入公式（9.8）和公式（9.9）后得到 $R_{11} = 0.1426$，然后将结果代入公式（9.10）可得 $S_{11} = 0.0768$。综上，"网络类型"的权重为 0.0768。

同理，可以得到其余指标的权重，结果如表 9-1 所示。

表 9-1 远程会诊服务质量评价指标权重

指标	权重	指标	权重
网络类型	0.0768	资料完整性	0.0335
视音频终端类型	0.0060	申请方医生职称	0.0896
设备质量	0.0234	专家职称	0.0325
操作便捷性	0.0341	运营人员工作态度	0.0580
医患比	0.2006	专家态度	0.0204
诊室周转次数	0.0076	会诊时长	0.0233
收费依据	0.0218	诊断符合率	0.0056
等待时间	0.0761	信息有用性	0.1085
申请方医院水平	0.0873	治疗效果	0.0523
申请目的	0.0426		

9.3.4 预测结果分析

为了分析不同指标对服务质量结果的影响，本书中研究通过控制变量的方法依次调整各指标的参数值来分析远程会诊服务质量预测结果的走势，分析不同指标的变化对预测结果的影响，以识别服务质量的提升方向。具体测试结果见表 9-2～表 9-20。

（1）"A1 网络类型"指标值变化对远程会诊服务质量的动态影响

"A1 网络类型"指标值的变化对远程会诊服务质量影响的预测值如表 9-2 所示。由表可知，随着 A1 的变化，预测值也在不断变化，总体上来说，网络质量越好，速率越快，服务质量越好，尤其是从类型 4 到类型 3 的提升效果最显著，同时对比其余 18 个指标，网络质量的影响较显著，略低于"B1 医患比"和"D1 信息有用性"，所以在远程会诊发展建设阶段，应重视网络速率以提升远程会诊服务质量，避免卡顿等状况出现。

表 9-2　"A1 网络类型"数值变化预测结果

A1 值	1	2	3	4
样本 1	4.938	4.164	3.599	3.445
样本 2	4.433	4.055	4.008	3.956
样本 3	4.243	4.135	4.134	4.055
样本 4	4.482	4.250	4.299	4.082
样本 5	4.526	4.196	4.240	4.229
样本 6	4.229	4.202	4.156	3.956
样本 7	4.397	4.059	4.006	3.951
...	...	...	...	...
样本 60	4.463	4.277	4.259	4.236
样本 61	4.696	4.366	4.180	4.083
总和	268.765	259.774	244.805	240.604
平均值	4.406	4.259	4.013	3.944

（2）"A2 视音频终端类型"指标值变化对远程会诊服务质量的动态影响

"A2 视音频终端类型"指标值变化的预测值如表 9-3 所示。由表可知，A2 的改变也会影响远程会诊服务质量，视音频设备质量越好，显示越真实，服务质量也就越好，尤其是从类型 2 到类型 1 的提升效果最显著。但对比 A1 和 A2 预测值的变化，可知 A1 指标值的变化对远程会诊服务质量的影响更为显著，所以同等条件下，优先从网络质量入手提升远程会诊服务质量。

表 9-3   "A2 视音频终端类型"指标值变化预测结果

A2 值	1	2	3	4	5
样本 1	4.602	4.258	4.565	4.163	3.920
样本 2	5.190	4.274	4.076	4.160	4.374
样本 3	4.401	4.252	4.256	4.153	3.768
样本 4	4.388	4.365	4.167	4.054	3.834
样本 5	4.419	4.369	4.062	4.065	4.279
样本 6	4.612	4.263	3.963	4.314	4.346
样本 7	4.560	4.483	4.261	4.148	4.291
...	...	...	...	...	...
样本 60	4.748	4.477	4.537	4.140	3.728
样本 61	4.363	4.555	4.018	4.422	4.540
总和	273.276	264.645	260.901	256.701	251.088
平均值	4.480	4.338	4.277	4.208	4.116

（3）"A3 设备质量"指标值变化对远程会诊服务质量的动态影响

"A3 设备质量"指标值变化的预测值如表 9-4 所示。由表可知，随着设备感知质量的提升，远程会诊服务质量整体呈上升趋势，并且设备质量指标值在 2～2.5 区间变化时对远程会诊服务质量的影响最大。与上述分析相似，可以得出 A3 的提升效果低于"B1 医患比""D1 信息有用性""A1 网络类型""A4 操作便捷性""C2 申请方医院水平"指标，因此在其他条件不变的情况下，应先提升网络质量。

表 9-4   "A3 设备质量"指标值变化预测结果

A3 值	0.5	1	1.5	2	2.5	3	3.5	4	4.5	5
样本 1	3.997	4.160	4.285	4.312	4.672	4.906	4.832	4.839	4.803	4.905
样本 2	4.003	4.138	4.141	4.483	4.955	4.640	4.625	4.629	4.634	4.698
样本 3	4.066	4.174	4.287	4.383	4.369	4.707	4.757	4.763	4.829	4.911
样本 4	4.006	4.174	4.249	4.299	4.591	4.643	4.747	4.792	4.770	4.860
样本 5	4.102	4.174	4.521	4.622	4.869	4.842	4.778	4.731	4.797	4.769
样本 6	4.022	4.194	4.178	4.291	4.384	4.453	4.202	4.395	4.422	4.442
样本 7	3.943	4.049	3.984	4.168	4.432	4.204	4.375	4.383	4.400	4.431
...	...	...	...	...	...	...	...	...	...	...

续表

A3 值	0.5	1	1.5	2	2.5	3	3.5	4	4.5	5
样本 60	4.128	4.175	4.186	4.245	4.453	4.582	4.956	4.637	4.677	4.760
样本 61	4.374	4.534	4.554	4.564	4.608	4.906	4.825	4.897	4.848	4.907
总和	249.345	255.114	255.317	260.367	287.890	293.424	297.076	297.432	298.322	300.368
平均值	4.088	4.182	4.186	4.268	4.720	4.810	4.870	4.876	4.891	4.924

（4）"A4 操作便捷性"指标值变化对远程会诊服务质量的动态影响

"A4 操作便捷性"指标值变化的预测值如表 9-5 所示。A4 指标值在 3.5～4 区间变化时对远程会诊服务质量的影响最大，但是提升效果略低于"B1 医患比""D1 信息有用性""A1 网络类型"。

表 9-5   "A4 操作便捷性"指标值变化预测结果

A4 值	0.5	1	1.5	2	2.5	3	3.5	4	4.5	5
样本 1	3.957	4.217	4.049	4.381	4.431	4.096	5.104	4.194	4.069	4.352
样本 2	3.987	4.306	4.167	4.258	4.391	4.021	4.946	4.076	4.809	4.464
样本 3	3.935	3.880	3.659	3.738	4.022	4.089	4.702	4.095	3.925	4.283
样本 4	3.927	3.888	3.638	3.861	4.190	3.990	4.348	4.071	4.839	4.340
样本 5	3.963	4.060	4.034	4.381	4.341	4.342	4.189	4.202	4.817	4.351
样本 6	4.066	4.142	4.140	4.435	4.418	4.518	4.189	4.165	4.911	4.912
样本 7	3.962	4.051	3.624	4.381	4.388	4.104	4.307	4.210	4.936	4.334
…	…	…	…	…	…	…	…	…	…	…
样本 60	4.174	4.275	4.033	3.807	4.246	3.913	4.303	4.393	4.293	4.348
样本 61	4.676	4.052	4.979	4.632	4.421	4.475	4.452	4.125	5.069	3.995
总和	247.903	252.130	248.238	253.411	259.753	255.911	276.922	249.254	272.955	268.001
平均值	4.064	4.133	4.069	4.154	4.258	4.195	4.540	4.086	4.475	4.393

（5）"B1 医患比"指标值变化对远程会诊服务质量的动态影响

"B1 医患比"指标值变化的预测值如表 9-6 所示。当 B1 指标值逐步增加时，远程会诊服务质量整体也有所提高，并且在 0.1～0.2 区间变化时对远程会诊服务质量的影响最大。与其余 15 个指标相比较，结合指标权重和预测结果变化幅度，B1 指标值的变化对远程会诊服务质量的影响最为显著，所以应重视医患比例，在保证提升质量的同时合理配置资源。

表 9-6 "B1 医患比"指标值变化预测结果

B1 值	0.1	0.2	0.3	0.4	0.5	0.6	0.7	0.8	0.9	1
样本 1	4.004	4.093	4.360	4.404	4.430	4.469	4.533	4.606	4.782	4.829
样本 2	4.230	4.535	4.514	4.541	4.546	4.549	4.551	4.583	5.604	4.763
样本 3	4.170	4.293	4.289	4.294	4.314	4.316	4.538	4.596	4.638	4.726
样本 4	4.022	4.219	4.247	4.293	4.311	4.352	4.416	4.451	4.502	4.579
样本 5	4.020	4.133	4.146	4.198	4.248	4.264	4.304	4.323	4.408	4.485
样本 6	3.914	4.079	4.181	4.227	4.229	4.281	4.335	4.434	4.530	4.679
样本 7	4.044	4.284	4.346	4.356	4.414	4.541	4.565	4.669	4.740	4.799
...	...	...	...	...	...	...	...	...	...	...
样本 60	3.860	4.427	4.325	4.507	4.268	4.995	4.749	4.886	4.975	4.834
样本 61	4.167	4.305	4.370	4.389	4.432	4.566	4.648	4.716	4.832	4.876
总和	248.924	267.552	270.555	270.719	274.722	279.577	282.785	283.764	287.691	294.279
平均值	4.081	4.386	4.435	4.438	4.504	4.583	4.636	4.652	4.716	4.824

（6）"B2 诊室周转次数"指标值变化对远程会诊服务质量的动态影响

"B2 诊室周转次数"指标值变化的预测值如表 9-7 所示。随着 B2 值的变化，远程会诊服务质量呈不规则变化，当 B2 在 5～10 区间变化时，对远程会诊服务质量的影响最大，且服务质量价值更高。

表 9-7 "B2 诊室周转次数"指标值变化预测结果

B2 值	5	10	15	20	25	30	35	40	45	50
样本 1	4.442	4.333	3.915	4.249	4.392	4.411	4.374	3.815	4.409	4.715
样本 2	4.501	4.522	4.321	4.329	4.446	4.633	4.705	4.566	4.304	4.668
样本 3	4.392	4.644	3.930	4.164	4.151	4.387	4.256	4.211	4.464	4.600
样本 4	3.580	4.716	3.787	4.175	4.629	4.587	4.033	4.429	4.571	4.507
样本 5	3.909	4.586	4.425	4.729	4.590	4.510	4.574	4.520	4.655	4.542
样本 6	4.301	4.537	4.453	4.615	4.812	4.518	4.507	4.594	4.275	4.230
样本 7	3.676	4.507	4.008	4.025	4.432	4.443	4.389	4.432	4.307	4.615
...	...	...	...	...	...	...	...	...	...	
样本 60	4.153	4.575	4.135	4.391	4.262	4.869	4.298	4.186	4.352	4.467
样本 61	4.519	4.173	4.749	4.903	4.747	4.580	4.817	4.801	4.378	4.197
总和	257.479	275.302	265.309	260.561	273.334	275.341	268.802	274.348	265.277	272.822
平均值	4.221	4.513	4.349	4.271	4.481	4.514	4.407	4.498	4.349	4.472

（7）"B3 收费依据"指标值变化对远程会诊服务质量的动态影响

"B3 收费依据"指标值变化的预测值如表 9-8 所示。远程会诊服务质量随着收费情况的不同而改变，尤其是从类型 2 到类型 3 的提升效果最显著。结合河南省实际情况，远程会诊大多暂未收费，但是正在逐渐完善，就预测结果而言，收费依据 4 按科室收费满意度较高，这种情况不会一直维持下去。在以后的定价中此可以作为参考依据。

表 9-8   "B3 收费依据"指标值变化预测结果

B3 值	1	2	3	4	5	6
样本 1	4.487	4.139	4.357	4.479	4.322	4.187
样本 2	4.265	4.139	4.243	4.235	4.326	4.506
样本 3	4.434	4.136	4.347	4.495	4.213	4.286
样本 4	4.303	3.699	4.361	4.541	4.285	4.273
样本 5	4.307	4.581	4.454	4.300	4.401	4.592
样本 6	4.520	3.654	4.357	4.301	4.301	4.277
样本 7	4.319	4.174	3.940	4.385	4.214	4.617
...	...	...	...	...	...	...
样本 60	4.434	4.433	3.991	4.251	4.260	4.424
样本 61	4.586	4.062	4.509	4.119	4.122	4.496
总和	266.906	258.074	263.539	265.786	259.512	264.395
平均值	4.376	4.231	4.320	4.357	4.254	4.334

（8）"C1 等待时间"指标值变化对远程会诊服务质量的动态影响

"C1 等待时间"指标值变化的预测值如表 9-9 所示。等待时间范围从类型 2 到类型 1 时远程会诊服务质量提升效果显著，但是总的来说，等待时间对远程会诊服务质量的提升影响较小。

表 9-9   "C1 等待时间"指标值变化预测结果

C1 值	1	2	3
样本 1	4.507	4.479	4.375
样本 2	4.728	4.346	4.335
样本 3	4.441	3.711	4.308

续表

C1 值	1	2	3
样本 4	4.388	3.715	4.204
样本 5	4.238	4.590	4.318
样本 6	4.284	4.406	4.832
样本 7	4.354	4.144	4.548
...	....	...	...
样本 60	4.177	4.584	4.327
样本 61	4.801	4.507	4.199
总和	267.724	263.317	262.538
平均值	4.389	4.317	4.304

（9）"C2 申请方医院水平"指标值变化对远程会诊服务质量的动态影响

"C2 申请方医院水平"指标值变化的预测值如表 9-10 所示。C2 指标值从类型 2 到类型 1 时远程会诊服务质量的提升效果最显著。与其他指标比较可以看出，C2 的提升效果相对显著，但是略低于"B1 医患比""D1 信息有用性""A1 网络类型""A4 操作便捷性"这四个指标。

表 9-10 "C2 申请方医院水平"指标值变化预测结果

C2 值	1	2	3
样本 1	4.365	4.061	4.855
样本 2	4.652	4.218	4.383
样本 3	4.368	4.065	4.048
样本 4	4.434	4.140	4.122
样本 5	4.398	4.060	4.032
样本 6	4.451	4.471	4.459
样本 7	4.454	4.183	4.102
...	....	...	...
样本 60	4.534	4.508	4.172
样本 61	4.455	4.484	4.426
总和	267.725	263.449	259.198
平均值	4.389	4.319	4.249

（10）"C3 申请目的"指标值变化对远程会诊服务质量的动态影响

"C3 申请目的"指标值变化的预测值如表 9-11 所示。由此可知，以指导和协助为目的的会诊比以诊断为目的的会诊服务质量略高，这也许与医疗自身特性有关。

表 9-11　"C3 申请目的"指标值变化预测结果

C3 值	1	2
样本 1	4.470	4.327
样本 2	4.395	4.320
样本 3	4.367	4.356
样本 4	4.443	4.310
样本 5	4.694	4.321
样本 6	4.457	4.346
样本 7	4.412	4.340
...	....	...
样本 60	4.590	4.311
样本 61	4.807	4.724
总和	274.680	264.271
平均值	4.503	4.332

（11）"C4 资料完整性"指标值变化对远程会诊服务质量的动态影响

"C4 资料完整性"指标值变化的预测值如表 9-12 所示。C4 指标值从 0.5～1 的变化对远程会诊服务质量的影响最大。同理，虽然 C4 指标提升效果显著，但低于"B1 医患比""D1 信息有用性""A1 网络类型""A4 操作便捷性""C2 申请方医院水平"等指标。

表 9-12　"C4 资料完整性"指标值变化的预测结果

C4 值	0.5	1	1.5	2	2.5	3	3.5	4	4.5	5
样本 1	4.139	4.261	4.394	4.434	4.478	4.536	4.542	4.633	4.789	4.858
样本 2	4.129	4.266	4.382	4.490	4.535	4.642	4.739	4.760	4.789	4.820
样本 3	3.960	3.994	3.907	4.083	4.107	4.271	4.337	4.382	4.403	4.454
样本 4	3.875	4.114	4.214	4.268	4.330	3.336	4.338	4.463	4.512	4.563

续表

C4 值	0.5	1	1.5	2	2.5	3	3.5	4	4.5	5
样本 5	4.012	4.121	4.200	4.251	4.289	4.374	4.437	4.448	4.454	4.523
样本 6	4.117	4.140	4.162	4.170	4.208	4.216	4.272	4.279	4.308	4.338
样本 7	4.010	4.093	4.108	4.180	4.187	4.258	4.307	4.355	4.373	4.381
...	...	...	...	...	...	...	...	...	...	...
样本 60	4.269	4.348	4.436	4.436	4.461	4.463	4.465	4.429	4.492	4.504
样本 61	4.191	4.285	4.291	4.380	4.436	4.438	4.482	4.489	4.562	4.640
总和	255.503	268.099	268.143	269.946	270.194	270.987	272.528	274.992	277.261	279.147
平均值	4.189	4.395	4.396	4.425	4.429	4.442	4.468	4.508	4.545	4.576

（12）"C5 申请方医生水平"指标值变化对远程会诊服务质量的动态影响

"C5 申请方医生水平"指标值变化的预测值如表 9-13 所示。C5 指标值从类型 4 到类型 3 的提升效果最显著。

表 9-13　"C5 申请方医生水平"数值变化预测结果

C5 值	1	2	3	4	5	6
样本 1	4.746	4.499	4.353	4.370	5.248	4.309
样本 2	4.503	4.501	4.225	4.344	4.965	4.202
样本 3	4.347	4.105	4.183	4.185	4.306	3.453
样本 4	4.354	4.440	4.014	3.885	3.465	3.926
样本 5	4.354	4.502	4.272	3.809	4.271	3.775
样本 6	4.339	4.482	4.378	4.287	3.514	3.724
样本 7	4.355	4.465	4.298	4.107	4.140	3.988
...	...	...	...	...	...	...
样本 60	4.339	4.625	4.343	4.377	4.494	4.275
样本 61	4.246	4.304	4.389	4.382	4.441	4.361
总和	267.258	265.654	264.948	261.135	260.235	247.433
平均值	4.381	4.355	4.343	4.281	4.266	4.056

（13）"C6 专家职称"指标值变化对远程会诊服务质量的动态影响

"C6 专家职称"指标值变化的预测值如表 9-14 所示。远程会诊服务质量随着专家水平的提高而提升。

表 9-14   "C6 专家职称"指标值变化预测结果

C6 值	1	2
样本 1	4.371	4.345
样本 2	4.355	4.592
样本 3	4.428	4.152
样本 4	4.404	4.314
样本 5	4.431	4.172
样本 6	4.540	4.243
样本 7	4.503	4.402
...	....	...
样本 60	4.186	4.128
样本 61	4.554	4.401
总和	267.093	266.475
平均值	4.379	4.368

（14）"C7 运营人员工作态度"指标值变化对远程会诊服务质量的动态影响

"C7 运营人员工作态度"指标值变化的预测值如表 9-15 所示。C7 指标值在 1～1.5 区间变化时对远程会诊服务质量的影响最大，所以对基层医院医生而言，运营人员需保持基本的工作态度。

表 9-15   "C7 运营人员工作态度"指标值变化预测结果

C7 值	0.5	1	1.5	2	2.5	3	3.5	4	4.5	5
样本 1	4.192	4.194	4.236	4.323	4.359	4.378	4.396	4.399	4.446	4.466
样本 2	4.011	4.077	4.137	4.226	4.343	4.314	4.325	4.410	4.501	4.505
样本 3	3.985	3.991	4.228	4.299	4.333	4.420	4.430	4.485	4.493	4.503
样本 4	4.091	4.097	4.144	4.169	4.218	4.299	4.313	4.378	4.395	4.435
样本 5	4.101	4.131	4.143	4.154	4.271	4.339	4.426	4.438	4.478	4.493
样本 6	4.051	4.125	4.218	4.279	4.304	4.336	4.350	4.436	4.588	4.683
样本 7	4.020	4.186	4.221	4.277	4.315	4.345	4.363	4.413	4.445	4.487
...	...	...	...	...	...	...	...	...	...	...
样本 60	3.980	4.070	4.077	4.145	4.215	4.311	4.356	4.394	4.426	4.572
样本 61	3.719	4.065	4.066	4.080	4.153	4.222	4.312	4.368	4.355	4.404
总和	246.621	249.192	255.630	255.687	260.944	263.537	263.807	267.443	272.050	273.272
平均值	4.043	4.085	4.191	4.192	4.278	4.320	4.325	4.384	4.460	4.480

（15）"C8 专家态度"指标值变化对远程会诊服务质量的动态影响

"C8 专家态度"指标值变化的预测值如表 9-16 所示。C8 指标值从 0.5 上升到 1 对远程会诊服务质量的提升幅度最大。

表 9-16 "C8 专家态度"指标值变化预测结果

C8 值	0.5	1	1.5	2	2.5	3	3.5	4	4.5	5
样本 1	3.651	3.873	3.901	3.952	3.964	4.128	4.139	4.214	4.316	4.431
样本 2	3.447	3.747	3.857	4.016	4.074	4.162	4.180	4.253	4.260	4.322
样本 3	3.211	3.643	3.692	4.164	4.274	4.278	4.366	4.342	4.340	4.429
样本 4	3.561	3.631	3.688	3.750	3.804	3.856	3.911	4.193	4.391	4.516
样本 5	3.348	3.450	3.589	3.607	3.688	3.711	3.799	3.953	4.065	4.125
样本 6	3.291	3.738	3.806	4.077	4.112	4.176	4.271	4.305	4.340	4.382
样本 7	2.502	3.296	3.714	4.033	4.137	4.227	4.301	4.310	4.360	4.447
...	...	...	...	...	...	...	...	...	...	...
样本 60	3.265	3.747	3.820	3.822	3.834	3.914	4.356	4.393	4.456	4.563
样本 61	3.457	3.778	3.960	4.120	4.216	4.216	4.272	4.291	4.308	4.468
总和	197.875	227.718	233.662	238.270	244.213	246.299	258.524	258.746	267.762	273.121
平均值	3.244	3.733	3.831	3.906	4.003	4.038	4.238	4.242	4.390	4.477

（16）"C9 会诊时长"指标值变化对远程会诊服务质量的动态影响

"C9 会诊时长"指标值变化的预测值如表 9-17 所示。类型 1 比类型 2 的远程会诊服务质量更好。

表 9-17 "C9 会诊时长"指标值变化预测结果

C9 值	1	2
样本 1	4.442	3.983
样本 2	4.405	4.329
样本 3	4.290	3.917
样本 4	4.319	4.078
样本 5	4.478	4.075
样本 6	4.323	4.131

续表

C9 值	1	2
样本 7	4.496	4.317
...	...	...
样本 60	4.419	4.284
样本 61	4.607	4.405
总和	268.767	257.586
平均值	4.406	4.223

（17）"C10 诊断符合率"指标值变化对远程会诊服务质量的动态影响

"C10 诊断符合率"指标值变化的预测值如表 9-18 所示。随着 C10 指标值的不断改变，远程会诊服务质量呈不规则变化，且有两个峰值。因此，当基层医院医生对病情不了解或者十分了解时，远程会诊服务能发挥最大的效用。

表 9-18 "C10 诊断符合率"指标值变化预测结果

C10 值	0.1	0.2	0.3	0.4	0.5	0.6	0.7	0.8	0.9	1
样本 1	4.242	4.313	4.107	4.337	4.321	4.386	4.302	4.492	4.393	4.448
样本 2	4.311	4.399	4.609	5.339	4.565	4.394	5.142	4.163	4.236	4.395
样本 3	4.231	4.274	4.409	3.977	4.387	4.444	4.168	3.897	4.268	4.053
样本 4	4.225	4.254	4.408	3.983	4.504	4.045	4.071	4.131	4.419	4.242
样本 5	4.713	4.275	4.653	4.553	4.442	4.391	5.296	4.398	4.355	4.530
样本 6	4.866	4.609	4.455	4.358	4.692	4.278	4.267	4.160	4.357	4.048
样本 7	4.791	4.277	4.462	4.326	4.459	4.488	4.295	4.165	4.343	4.387
...	...	...	...	...	...	...	...	...	...	...
样本 60	4.752	4.277	4.514	4.649	4.338	3.975	4.895	4.223	4.109	4.579
样本 61	4.925	4.510	4.603	4.725	4.634	4.218	4.519	4.416	4.339	4.422
总和	275.023	265.432	268.065	270.717	270.047	265.992	275.017	257.967	261.431	261.839
平均值	4.509	4.351	4.395	4.438	4.427	4.361	4.508	4.229	4.286	4.292

（18）"D1 信息有用性"指标值变化对远程会诊服务质量的动态影响

"D1 信息有用性"指标值变化的预测值如表 9-19 所示。D1 指标值在 4.5～5 区间变化时对远程会诊服务质量的影响最大，并且提升效果仅次于"B1 医患比"，应以此为重点来提升服务质量。

表 9-19 "D1 信息有用性"指标值变化预测结果

D1 值	0.5	1	1.5	2	2.5	3	3.5	4	4.5	5
样本 1	4.181	4.301	4.349	4.408	4.492	4.508	4.514	4.538	4.539	4.541
样本 2	4.043	4.101	4.133	4.207	4.209	4.212	4.241	4.283	4.255	4.314
样本 3	4.205	4.225	4.226	4.290	4.348	4.494	4.510	4.537	4.573	4.580
样本 4	4.119	4.124	4.151	4.153	4.266	4.319	4.321	4.410	4.472	4.533
样本 5	3.945	3.949	3.979	4.198	4.230	4.315	4.324	4.369	4.399	4.498
样本 6	4.103	4.151	4.279	4.336	4.367	4.399	4.470	4.549	4.574	4.653
样本 7	4.233	4.234	4.284	4.353	4.385	4.424	4.494	4.549	4.557	4.577
...	...	...	...	...	...	...	...	...	...	...
样本 60	3.976	4.213	4.313	4.399	4.421	4.431	4.513	4.525	4.552	4.653
样本 61	4.066	4.101	4.233	4.294	4.352	4.347	4.415	4.490	4.589	4.625
总和	256.827	257.380	258.806	265.104	265.264	265.283	265.710	267.148	268.154	284.473
平均值	4.210	4.219	4.243	4.346	4.349	4.349	4.356	4.379	4.396	4.663

（19）"D2 治疗效果"指标值变化对远程会诊服务质量的动态影响

"D2 治疗效果"指标值变化的预测值如表 9-20 所示。D2 指标值从 4.5 提升到 5 的过程能够显著影响远程会诊服务质量的提升。

表 9-20 "D2 治疗效果"指标值变化的预测结果

D2 值	0.5	1	1.5	2	2.5	3	3.5	4	4.5	5
样本 1	3.449	3.896	4.108	4.129	4.199	4.236	4.257	4.287	4.372	4.393
样本 2	4.104	4.201	4.271	4.359	4.380	4.410	4.461	4.512	4.523	4.610
样本 3	4.131	4.225	4.274	4.348	4.386	4.439	4.491	4.516	4.522	4.590
样本 4	4.078	4.137	4.184	4.259	4.297	4.307	4.385	4.391	4.427	4.573
样本 5	3.867	3.968	4.014	4.082	4.090	4.154	4.235	4.292	4.326	4.456
样本 6	4.041	4.178	4.229	4.255	4.237	4.292	4.313	4.371	4.406	4.430
样本 7	3.570	4.073	4.095	4.186	4.201	4.263	4.325	4.391	4.439	4.568
...	...	...	...	...	...	...	...	...	...	...
样本 60	4.139	4.224	4.253	4.290	4.329	4.353	4.406	4.411	4.433	4.534
样本 61	4.049	4.132	4.193	4.213	4.306	4.399	4.415	4.469	4.516	4.686
总和	252.946	255.202	260.061	260.022	260.515	261.399	266.107	266.123	271.596	277.224
平均值	4.147	4.184	4.263	4.263	4.271	4.285	4.362	4.363	4.452	4.545

通过以上分析,可以得到远程会诊服务质量的提升方向,具体如表 9-21 所示。

表 9-21 远程会诊服务质量的提升方向

主维度	子指标	提升方向
系统质量	网络类型	网络速率越快,服务质量越高,且从类型 4 到类型 3 的提升效果显著,对比其余指标,同等条件下应优先建设网络来提升远程会诊质量,且优先建设网络速率低的单位
	视音频终端类型	视音频设备越先进,服务质量越高,且从类型 2 到类型 1 提升效果显著,由于该指标权重和提升程度较低,若条件有限,应优先从网络质量入手提升远程会诊服务质量
	设备质量	设备质量与服务质量呈正相关,指标值在[2,2.5]变化对远程会诊服务质量影响较大,由于该指标权重和提升程度相对较大,因此设备质量的优化也不可忽视,应优先保证设备满足基本需求,并在此基础上根据实际情况优化设备质量
	操作便捷性	操作便捷程度与服务质量呈正相关,指标值在[3.5,4]变化对远程会诊服务质量影响较大,该指标权重较大且经济成本较低,所以在建设远程会诊时要逐渐优化和简化操作程序
结构质量	医患比	医患比与服务质量呈正相关,指标值在[0.1,0.2]变化对远程会诊服务质量影响较大,对比其余指标,医患比指标的变化对远程会诊服务质量影响最为显著,所以应对资源进行合理配置,在提升服务质量的同时合理配置,也不过度投入
	诊室周转次数	指标值在[5,10]变化对远程会诊服务质量的影响幅度最大,且服务质量数值达到最大值,但由于比重较小,诊室数量应根据实际情况开设,诊室周转次数维持在 10 左右即可
	收费依据	从类型 2 到类型 3 的提升效果显著,由于河南省大多未实行收费,但正在逐步完善,就预测结果而言,收费依据按科室收费满意度较高,在以后的定价中可供参考
交互质量	等待时间	从类型 2 到类型 1 提升效果显著,指标权重较大,但是对远程会诊服务质量的提升效果不太显著,依旧将其纳入考虑范畴
	申请方医院水平	申请方医院水平与服务质量呈正相关,从类型 2 到类型 1 提升效果最显著,即基层医院与中心医院的差距大小也影响着远程会诊服务质量,基层医院要加大对自身的建设,提升医疗水平和服务
	申请目的	指导和协助比明确诊断的会诊服务质量略高,这可能与远程会诊服务的特性相关
	资料完整性	资料完整性与服务质量成正相关,指标值在[0.5,1]变化对远程会诊服务质量影响最大,对比其他指标,资料完整性对远程会诊服务质量的提升作用较小
	申请方医生职称	从类型 4 到类型 3 提升效果显著,基层医院医生也要不断加强自身学习,提升医疗服务水平,尽量减少与专家的知识势差
	专家职称	专家水平与服务质量呈正相关,远程会诊服务质量随专家水平的提高而提升

主维度	子指标	提升方向
交互质量	运营人员工作态度	指标值在[1,1.5]变化对远程会诊服务质量影响较大，所以运营人员应保持基本的工作态度
	专家态度	指标值在[0.5,1]变化对远程会诊服务质量影响较大，且专家态度指标权重较小，对服务质量的提升影响较小
	会诊时长	服务质量在类型 1 比类型 2 的效果好，故尽量将时长控制在 5~20 分钟即可，具体情况具体分析
	诊断符合率	数值分析发现远程会诊服务质量在基层医院医生对患者病情不了解或者十分了解时比较高，因此应当积极引导基层医院医生参与远程教育等继续学习项目，提升基层医院医生自身技能
结果质量	信息有用性	信息有用性与服务质量成正比，指标值在[4.5,5]变化对远程会诊服务质量影响最大，且比重较大，应着重提高信息有用性来提升服务质量
	治疗效果	治疗效果与服务质量成正比，指标值在[4.5,5]变化对远程会诊服务质量影响较大，且权重和提升幅度均较大，提供远程会诊服务机构应始终将诊疗效果当作第一要务，全心全意为患者健康着想

9.4　提 升 策 略

在实际过程中，不能忽视远程会诊服务质量评价指标之间的关联性，所以在提升策略的选择上也应注意内部的融合性。通过对实践数据的分析和讨论，结合远程医疗服务现状调查结果，本书中研究表明应从以下 5 个方面提升远程会诊服务质量。

9.4.1　以便民惠民为己任，降低患者医疗费用

医疗费用是患者长期关注的主题。近年来，医疗费用的过度增长增加了患者的负担，削弱了医患之间的信任，大多数患者关注医疗费用的合理性、透明性及医疗保险报销情况。全国远程医疗调查报告显示，远程医疗的收费项目与各项服务的开展时间和开展率存在相关性，随着远程医疗的逐步发展，逐渐开始面向患者进行收费，但是远程医疗在服务价格方面缺乏统一的标准，医保覆盖率不高。为了确保公众能够获得基本医疗服务并实现社会公平化，医疗保健部门应尽快制定合理、统一的收费标准，完善医疗保障体系，扩大医疗保险覆盖范围，在国家

政策的支持下将远程医疗项目纳入医保报销范围，在节省患者交通和时间成本的基础上，降低患者医疗费用，减轻患者负担，实现远程医疗真正意义上的利民、便民、惠民。

9.4.2　以高效便捷为核心，提高服务响应效率

满意度与等待时间成反比关系，长的患者等待时间可能会延迟治疗时间，对患者造成伤害并导致患者满意度低下。我们应该通过等待时间管理将等待时间的负面影响降至最低，并提高患者满意度。远程医疗调查报告显示，2019 年常规远程会诊的响应时长主要集中在 12 小时以内，点名专家的远程会诊平均响应时长在 12 小时以内的占比为 41.6%，虽然远程会诊的响应效率有所提升，但仍存在较大提升空间。这就要求医院要加强标准化的流程管理，并严格遵循国家发布的统一的远程咨询流程，并根据其实际情况合理、有效地规范远程咨询过程，形成具有医院乃至地区实际特点的有效远程咨询过程，使流程标准化，简化不必要的步骤，消除患者的不信任感，并在一定程度上减少患者的等待时间。

另外，安排会诊时必须同时协调好会诊邀请方和会诊受邀方的时间，从调查结果来看，协调各方安排好会诊时间仍然存在困难。分析其原因为远程会诊需要医务人员从繁忙的日常工作中抽出时间，这对于远程会诊参与度尚不深的医务人员来说，可能存在一定的工作模式改变困难，倘若此时又未建立起配套的激励机制，则医务人员的积极性和配合度会受到影响。建议完善远程医疗服务配套激励机制，合理测算医务人员参与远程医疗服务的工作量，在医务人员工作协调方面给予支持，调动其积极性，提高其配合度。

9.4.3　以用户需求为导向，合理优化资源配置

结合指标权重和优化方向分析，"医患比"在远程会诊服务质量优化方面显得尤为重要，且在 0.1～0.2 区间变化对远程会诊服务质量的提升效果最显著。因此，并非医患比越高越好，医患比过高，占用过量的资源，会导致资源的浪费，应在尽力满足用户需求的前提下，合理地进行资源配置，0.1～0.2 在本书中研究是一个相对合理的医患比区间，这样既能对专家资源进行合理的配置，发挥其最大效用，又能满足用户的需求，尽可能减少等待时间，优化用户体验，进而提升远程会诊服务质量。

9.4.4　以技术提升为手段，规范会诊流程管理

第一，远程会诊是以传统诊疗为支撑，借助互联网技术来完成的远距离会诊，区别于传统意义上的面对面诊断，是通过通信设备来完成的视频会诊，在这一过程中网络质量会极大地影响双方的沟通和交流，影响用户体验。同时，调查显示专网建设与数据存储向好发展，但仍有较大的提升空间，专用网络、独立存储对远程医疗服务数据存储容量的扩大、服务效率的提升及设备故障频率的降低有重要意义。此外，根据上文中的研究，"网络类型"指标在远程会诊服务质量评价中影响显著，并且服务质量随着网络质量的提高而提高，尤其是从类型 4 到类型 3 的提升效果最明显，所以条件有限时，相对于其他基础设施，应优先提升网络质量，提高用户体验。

第二，在远程会诊服务中，前期的大多数操作都需要用户来完成，包括会诊的申请、病历资料的填写、相关数据的上传等，用户的感知质量可能随着时间和操作过程而改变。依据上文中对指标权重和提升方向的分析，"操作便捷性"的重要程度仅次于"医患比""信息有用性""网络类型"指标，在远程会诊服务质量提升中的作用不容忽视，同时"操作便捷性"指标值在 3.5～4 区间变化对远程会诊服务质量的影响幅度最大，因此需要各医院加强规范化流程管理，严格依据国家制定的统一的会诊流程，各医院可以在结合本院实际的基础上对会诊流程进行合理有效的调控，形成具有本院甚至本地区特色的行之有效的远程会诊流程，进而提高远程会诊服务质量。

9.4.5　以会诊结果为目标，改善用户体验

远程会诊是在分级诊疗背景下，基层医院医生针对其遇到的"疑难杂症"，通过新的问诊模式向中心医院寻求帮助的过程，其目的是协助基层医院医生处理患者的特殊情况并通过这种方式形成医生和医生之间的知识转移，助推分级诊疗。

首先，在会诊过程中双方的知识势差、沟通理解能力都会影响双方的交流和知识的转移，所以要注重对基层医院医生的培训和继续教育，提升现有医生的业务能力和知识水平，基层也需要积极引进优秀的人才以提升基层医院诊疗水平，营造更为和谐的交流氛围，提升远程会诊服务质量，让远程会诊发挥更大的价值。

其次，在优化专家资源配置、规范流程管理的前提下，提高工作人员工作效

率，缩短基层医院的会诊等待时间，做到高效率、快响应、高质量地解决基层医院医生的问题，同时遵循"以患者为中心"的服务宗旨，为患者争取更多的时间。

最后，在增加沟通交流、缩短知识势差的前提下，为基层医院医生和患者提供了更为优质的服务，提高了会诊过程中信息的有用性，进而提高远程会诊服务质量，促进惠及优质资源不足地区的远程会诊的发展。

本 章 小 结

本章主要构建了基于 GA-BP 神经网络模型的远程会诊服务质量优化模型。首先，针对处理过的数据构建了基于 GA-BP 神经网络的预测模型；其次，根据预测结果确定了远程会诊服务质量评价指标的权重系数；再次，通过控制变量的方法，结合各个指标数据的改变，分析远程会诊服务质量的发展趋势和提升方向；最后，结合全国远程医疗服务开展情况和实证分析结果，针对各项指标对远程会诊服务质量的相对贡献提出服务质量优化策略。

参 考 文 献

付晓明, 王福林, 尚家杰, 2016. 基于多子代遗传算法优化 BP 神经网络[J]. 计算机仿真, 33（3）: 258-263.

柳益君, 吴访升, 蒋红芬, 等, 2010. 基于 GA-BP 神经网络的环境质量评估方法[J]. 计算机仿真, 27（7）: 121-124.

王兆峰, 2013. 基于遗传算法的理想区间法在旅游环境质量评价中的应用[J]. 系统工程, 31（2）: 106-114.

闫晶, 毕强, 李洁, 等, 2017. 图书馆数字资源聚合质量预测模型构建——基于改进遗传算法和 BP 神经网络[J]. 数据分析与知识发现, 1（12）: 49-62.

叶云, 赵小娟, 胡月明, 2018. 基于 GA-BP 神经网络的珠三角耕地质量评价[J]. 生态环境学报, 27（5）: 964-973.

翟运开, 路薇, 赵杰, 等, 2018. 基于结构方程模型的远程会诊患者满意度研究[J]. 中国卫生政策研究, 11（9）: 64-70.

10

远程医疗服务质量研究成果与不足

10.1　研究成果

　　本书从远程医疗服务基础理论、价值、发展现状、内部服务传递机制和本质属性出发，在大数据时代背景下，对远程会诊服务质量的指标体系、数据处理和测评方法进行了深入研究，并以国家远程医疗中心的实际业务数据为对象开展了实证研究，提出了远程会诊服务质量的提升策略。

　　（1）对远程医疗服务的基础理论进行了分析

　　研究远程医疗服务发展的背景及意义，通过梳理国内外相关文献，识别远程医疗服务研究现状及存在问题，并对其未来发展趋势进行分析。对远程医疗和远程医疗系统的概念与内涵进行界定，分析远程医疗主要支撑技术，并基于平台化思维分析了远程医疗系统构建的总体架构。

　　（2）对远程医疗服务的价值进行系统研究

　　简要分析远程医疗服务的技术价值、经济价值、社会价值，随着价值链的不断发展，在价值网络背景下对远程医疗服务的网络价值进行了分析，并在利益相关者视角下对远程医疗系统的各个角色进行了分析，建立了基于角色分析的远程医疗价值分析框架，系统阐述了远程医疗服务的价值、效益及意义。

（3）对远程医疗服务发展现状进行了调查分析

以开展远程医疗服务的医院为调研对象，开展了全国范围内的远程医疗服务情况调查，并从基础建设、服务开展和服务收费3个方面对我国当前远程医疗发展情况进行了描述性统计分析，掌握我国远程医疗服务发展现状，明确远程医疗服务改善方向，为远程医疗服务质量测评提供现实背景。

（4）构建了远程医疗服务质量评价框架

在典型服务质量理论和医疗服务质量理论的基础上，结合远程医疗服务特性，对远程医疗服务及其质量评价的要求进行了分析，构建了远程医疗服务质量评价框架，为远程医疗服务的质量评价提供指导。

（5）基于流程视角对远程医疗服务的属性进行系统分析

在服务和医疗服务属性分析的基础上进行远程医疗服务属性分析；构建远程医疗服务的流程框架，研究远程医疗服务的流程管理和质量控制；基于服务传递理论构建远程医疗服务传递模型，进一步分析远程医疗服务传递机制，提炼远程医疗服务属性特征。

（6）识别了远程会诊服务质量的关键测评指标，建立了更为合理的远程会诊多维测评指标体系

在识别关键指标时，考虑了专家评价语言信息的不确定性，引入模糊语言评价信息，按照相应的规则将语言评价信息转换为模糊语言区间，之后通过测算评价指标与7粒度语言评价信息相应的梯形模糊数之间的相似度，得出了每个指标的综合重要性程度，并根据重要性程度得出关键指标。

（7）根据本书中研究测评指标体系需要的数据，利用机器学习算法对异构数据进行预处理

本书中研究涉及的数据主要包括四种：数量指标原始数据、医生感知数据、分类数据和文本数据。因此，在构建评价模型之前需要将数据转换为模型能够处理的数据，对于分类数据，因为没有固定的标准对其进行划分，所以本书中研究引入 K-Means 算法，根据数据自身特性对其进行分类；对于包含文本数据的指标数据，引入相似度匹配等算法对文本数据进行匹配度测算，转换为数值型数据，最后将收集到的多源异构数据转化为标准化数据，以供后期优化模型的构建和运行。

（8）远程会诊服务质量优化问题

将 GA 引入 BP 神经网络中，构建基于 GA-BP 神经网络的远程会诊服务质量优化模型，并确定指标权重。之后，通过控制变量的方法，依次改变各个指标的

数值，观察预测结果的变化趋势。最后，结合指标权重，识别服务质量优化方向，并结合全国远程医疗服务情况开展调查，有针对性地提出了远程医疗服务质量提升策略，辅助远程医疗管理者明确远程医疗服务发展中存在的问题，为我国远程医疗的发展提供改进方向，助推远程医疗的有序、可持续发展。

10.2 研 究 不 足

由于远程医疗服务的动态性和复杂性，定量分析服务质量存在一定的困难，也没有一种测评方法是普遍适用的，虽然在研究的过程中，笔者在文献研究的基础上尝试给出了一种较为科学合理的远程会诊服务质量测评方法和优化策略，但是由于受到科研水平、时间等因素的限制，某些部分仍存在一些不足之处，需要进一步研究和探索。

（1）本书从基层医院医生的角度出发研究远程会诊服务质量，但是目前也存在患者参与的远程会诊服务，因此在以后的研究中可以结合基层医院医生和患者就医过程，研究不同群体的服务质量，同时扩大实验样本和范围，完善远程会诊服务质量测评体系，尽量采用定量研究方法找到一个更加科学合理的远程会诊服务质量测评指标体系。

（2）在以后的研究中应充分利用机器学习语言，构建融合多源异构数据处理的模型。同时，在数据处理方面，由于操作风险等因素，实际数据可用性较低，实证研究的样本量较少，因此在以后的研究中可以采用预测方法对实际数据进行填补，纳入更多的样本量，在实际工作中还应规范人员的操作行为，使实际数据具有更高的研究价值。

（3）该模型仅使用 GA-BP 神经网络算法和 BP 神经网络算法进行了研究和比较，难免存在局限性，在以后的研究中可以采用更多的算法进行比较验证，找出更为有效的优化模型。

彩　图

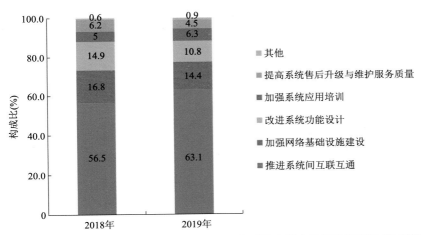

图 4-11　2018 年和 2019 年三级医院在远程医疗系统建设中需解决问题的构成情况

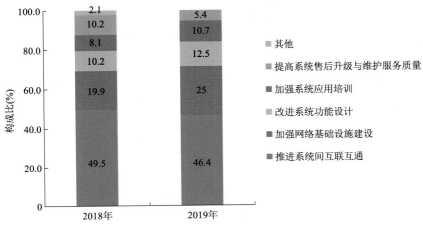

图 4-12　2018 年和 2019 年二级医院在远程医疗建设中需解决问题的构成情况

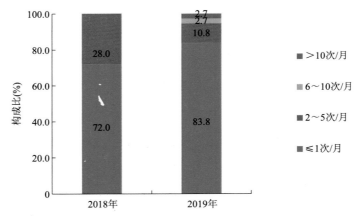

图 4-13　2018 年和 2019 年三级医院远程会诊设备运行故障频率的构成情况

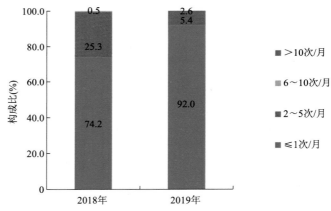

图 4-14　2018 年和 2019 年二级医院远程会诊设备运行故障频率的构成情况

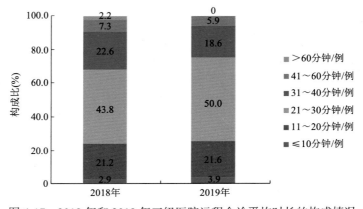

图 4-17　2018 年和 2019 年三级医院远程会诊平均时长的构成情况

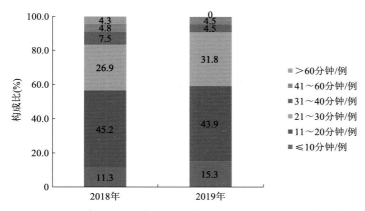

图 4-18　2018 年和 2019 年二级医院远程会诊平均时长的构成情况

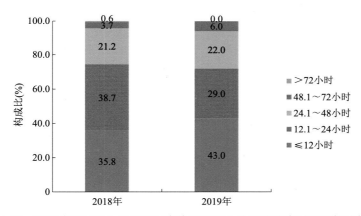

图 4-19　2018 年和 2019 年三级医院普通远程会诊平均响应时长的构成情况

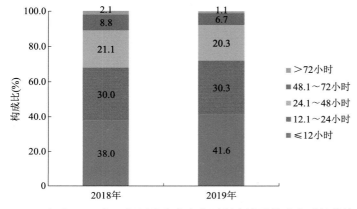

图 4-20　2018 年和 2019 年三级医院专家点名远程会诊平均响应时长的构成情况

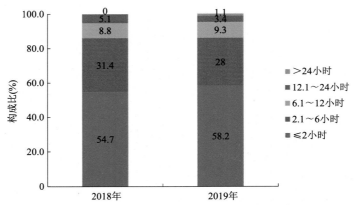

图 4-21　2018 年和 2019 年三级医院紧急远程会诊平均响应时长的构成情况